Dr. med. Mirjam Wagner

So geht Verhütung heute

Für alle Menschen, die gut informiert und selbstbestimmt das Thema Verhütung angehen möchten. You rock!

Dr. med. Mirjam Wagner

So geht Verhütung heute

Finde die Methode,
die am besten zu dir passt

herbig

Bildnachweis

Mit 6 Illustrationen von Marie Pascale Gafinen: Seite 24, Seite 87, Seite 95, Seite 100, Seite 123, Seite 149
Mit 2 Illustrationen von Mascha Greune: Seite 21 und Seite 22
Mit 1 Illustration von iStock/komunitestock: Seite 111, 128, 139

Impressum

Umschlaggestaltung von Gramisci Editorial Design, München / Sandra Gramisci ,unter Verwendung von 6 Illustrationen von Marie Pascale Gafinen und eines Fotos von Patrick Lipke.

Unser gesamtes Programm finden Sie unter **kosmos.de/herbig**.
Gedruckt auf chlorfrei gebleichtem Papier

MIX
Papier | Fördert gute Waldnutzung
FSC® C014889
www.fsc.org

ISBN 978-3-96859-052-3
Projektleitung und Bildredaktion: Ramona Kapp, Nicole Schmeißer
Redaktion: Hella Reese
Gestaltung und Satz: VerlagsService Dietmar Schmitz, Erding
Produktion: Vanessa Frömmig
Druck und Bindung: Friedrich Pustet GmbH & Co. KG, Regensburg
Printed in Germany / Imprimé en Allemagne

DISCLAIMER

Dieses Buch wurde für alle Menschen geschrieben, unabhängig von ihrer Geschlechtsidentität und sexuellen Orientierung. Im historischen Kontext und weil die Hersteller von Verhütungsmitteln Menschen bisweilen binär in Frauen und Männer einteilen, spreche ich der Verständlichkeit halber in diesen Bezügen von *Frauen* und *Männern*. Daneben verwende ich die Bezeichnungen *Mensch mit Vulva, Vagina, Gebärmutter* oder *Eierstöcken* bzw. *Penis* oder *Hoden* sowie *spermienbildender/-produzierender Mensch, geborene Frau* oder *geborener Mann*, um die Variabilität unserer Sprache aufzuzeigen. Ich bin stets bemüht, meine Wortwahl so offen und inklusiv wie möglich zu gestalten, um jedem Menschen bestmöglich gerecht zu werden. Dazu gehört auch das Gendern, weshalb ich mich für die Verwendung des Gendersternchens entschieden habe. Ich bedanke mich für deine Offenheit.

... und noch ein kleiner Gedankenanstoß

Dieses Buch werden vermutlich hauptsächlich Menschen lesen, die freien Zugang zu Verhütungsmitteln aller Art haben. Ich möchte daran erinnern, dass dieses Privileg bei Weitem nicht allen Menschen zuteilwird. Weltweit wird Menschen der Zugang zu Verhütung und deren vielfältigen Möglichkeiten z. B. wegen ihres Geschlechts, ihrer Nationalität, ihres Familienstandes, ihres Einkommens oder ihrer sozialen Herkunft verwehrt. Ein barrierefreier Zugang zu Verhütungsmitteln bildet den Ankerpunkt für die sexuelle Selbstbestimmung, Gesundheit und Familienplanung aller Menschen.

Inhalt

KAPITEL 5: So findest du die Verhütungsmethode, die zu dir passt

KAPITEL 6: Oft gefragt

Anhang

Zum Einstieg

Es ist so genial, dass du dieses Buch ausgewählt hast, um deinem Wissen über Verhütung ein Update zu verpassen! Damit übernimmst du in der fruchtbaren Phase deines Lebens Verantwortung für deine Gesundheit und die deiner Sexualpartner*innen. Denn alles, was du heute an Medikamenten, Barrieremethoden oder medizinischen Interventionen in Anspruch nimmst (oder auch nicht), kann weitreichende Auswirkungen haben, z.B. auf deinen Körper, deine Psyche, dein Wohlbefinden, deine Liebesbeziehungen, deine Familie und deinen beruflichen Werdegang. Es hat sogar gesellschaftspolitische Relevanz. Frauen und als Frau geborene Menschen sind fast 40 Jahre lang fruchtbar. Das ist eine ganz schön lange Zeitspanne, in der sie schwanger werden könnten – und in der sie sich überlegen dürfen, wann und ob sie das überhaupt möchten.

Zum Schwangerwerden gehören jedoch zwei Menschen, und daher sollten sich auch beide die Verantwortung bei der Verhütung von Schwangerschaften teilen (und von sexuell übertragbaren Krankheiten übrigens auch). Die Realität sah und sieht oft anders aus: Die Geschichte der Verhütung ist von erheblicher Ungerechtigkeit zwischen den Geschlechtern gekennzeichnet – das Patriarchat lässt grüßen. Doch dann kam die Pille und damit auch eine große Chance auf Freiheit und Selbstbestimmung. In den 1960er-Jahren wurde sie als feministischer Befreiungsschlag geradezu gefeiert. Heute wird sie teilweise regelrecht verteufelt, weil sie zu starke Nebenwirkungen habe und den Körper fremdsteuere. Bevor ich jetzt tiefer einsteige, sollst du aber erst einmal wissen, wer hier schreibt und warum dieses Buch entstanden ist.

Ich bin Mirjam, Ende dreißig, Mutter von zwei Kindern und Gynäkologin. Um dich gleich zu Beginn zu schockieren: Ich wurde nicht aufgeklärt. Nicht von meinen Eltern. Nicht in der Schule. In meinem Medizinstudium, und während meiner Weiterbildung zur Fachärztin der Gynäkologie und Geburtshilfe wurde das Thema Verhütung in sage und schreibe einer einzigen Vorlesung und einem freiwillig gewählten Workshop angesprochen. Mein erstes Kind ist sogar durch eine Verhütungspanne entstanden. Rückblickend war dies die beste Entscheidung, die mein Unterbewusstsein je getroffen hat. Damals aber war meine erste Reaktion: Echt jetzt? Das passiert mir als Gynäkologin? Ärzt*innen sind eben auch nur Menschen, und ich bin nicht die Einzige, die lieber sorglos geliebt hat, als dem schambehafteten Thema der Verhütung unerschrocken ins Auge zu blicken oder sich zu der alles verändernden Entscheidung, Nachwuchs in die Welt zu setzen, zu bekennen.

Eigentlich wusste ich zu dem Zeitpunkt, als ich dieses Buch zu schreiben begann, selbst nicht mehr so richtig, welchen Infos aus der Flut von Packungsbeilagen, aus der unüberschaubaren Auswahl an teils veralteten Lehrbüchern und schnell verfügbarem Online-Wissen ich Glauben schenken konnte. Was ist wissenschaftlich belegt? Was Marketing von Pharmafirmen oder Influencer*innen? Was ist Panikmache und Pillen-Bashing von unzufriedenen Ex-User*innen? Was Ammenmärchen und was Medizinmythos? Es ist alles andere als einfach, den Nebel aus Scham, der Sexthemen im Allgemeinen einhüllt, zu durchdringen und verlässliche Antworten zu finden.

Da es bestimmt nicht nur mir so geht, möchte ich dich, liebe*r Leser*in, an meinen Erkenntnissen teilhaben lassen. Verhütung darf Jahrzehnte hindurch ein Dauerbrenner-Thema in unser aller Leben sein, egal welche Geschlechtsidentität oder sexuelle Orientierung man hat. Es ist also für jeden Menschen extrem wichtig, Bescheid zu wissen. Daher ist es mehr als überfällig, dass wir diese Materie einmal gründlich und zeitgemäß unter die Lupe nehmen.

Viele Menschen, viele Meinungen. Das gilt auch für Gynäkolog*innen. Wir ticken eben nicht alle gleich. Um dieses Buch noch vielfältiger zu gestalten und so viel Erfahrung wie möglich einfließen zu lassen, habe ich einige Verhütungsexpert*innen interviewt und lasse dich in Kapitel 3 sogar an meinem Austausch mit meiner guten Kollegin Anna Stamm teilhaben. Es braucht nicht nur ein Dorf, um ein Kind großzuziehen, sondern auch, um gute Medizin zu machen und darüber zu schreiben.

Wie funktioniert Verhütung heute? Angesichts der Fortschritte in Wissenschaft und Gesellschaft sollte es doch wohl möglich sein, bedürfnisorientiert, sicher und geschlechtergerecht zu verhüten?! Ich sage: Ja, so ist es, und zugleich gibt es nicht die eine Methode, die auf jeden Menschen oder jedes Paar in jeder Lebensphase passt. Definitiv braucht es ein gewisses Maß an Körperkenntnis und Verständnis für die einzelnen Methoden, um die jeweils passende Lösung zu finden. Und, nicht zu vergessen, eine offene Kommunikation mit geteilter Verantwortlichkeit in der Partnerschaft, sofern vorhanden. Ohne Frage müssen zukünftig noch mehr Möglichkeiten für Männer und spermienbildende Menschen auf den Markt kommen. Damit die Forschung hierzu vorangetrieben wird, müssen wir diese Innovationen lautstark einfordern.

Mit diesem Buch möchte ich deinen Horizont erweitern, die Verhütungsmethoden, die wir bereits haben, wissenschaftlich und wertfrei betrachten und auch einen Blick in die Zukunft werfen. Wie schon in meinem ersten Buch *Mein PMS und ich* lautet mein Mantra auch hier: Verstehe deinen Körper und gehe informiert und selbstbestimmt deinen Weg. Individuell und sicher zu verhüten muss kein Widerspruch sein.

Bitte beachte: Dieses Buch ist ein Beitrag zur gesundheitlichen Aufklärung und ersetzt keinesfalls den Besuch in der gynäkologischen Praxis samt entsprechender Beratung. Ich darf in einem Buch keine ärztlichen Empfehlungen aussprechen und kann ohne ein Gespräch mit dir auch gar nicht beurteilen, was zu dir passt. Wohl aber kannst du dich mit diesem Buch wunderbar vorbereiten, um informiert mit Mediziner*innen in den

Austausch zu gehen. Alle Informationen im Buch habe ich auf Basis aktueller Studien, der Leitlinien für hormonelle und nichthormonelle Empfängnisverhütung der Arbeitsgemeinschaft der Wissenschaftlichen Medizinischen Fachgesellschaften e.V., kurz AWMF, die für Deutschland, Österreich und die Schweiz gelten, den Empfehlungen der Bundeszentrale für gesundheitliche Aufklärung (BZgA) und pro familia nach bestem Wissen und Gewissen aufbereitet. Da die Wissenschaft stetig neue Erkenntnisse hervorbringt, kann es natürlich mit der Zeit zu Abweichungen kommen. Sämtliche Quellen findest du übrigens hinten im Buch.

Wenn ich im Hinblick auf Sexualität von Verantwortung spreche, beziehe ich mich ausschließlich auf sexuelle Kontakte, die im Konsens geschehen. Sexuelle Übergriffe sind ein Verbrechen. Die Verantwortung dafür, dass solch schreckliche Taten geschehen, liegt niemals bei der missbrauchten Person. Wenn du betroffen bist, schweige nicht.

Jetzt geht es aber los. Wir beginnen unsere gemeinsame Reise zum ultimativen Verhütungswissen mit der vielleicht sogar wichtigsten Frage, die immer ganz am Anfang stehen sollte ...

PS: Mehr Infos zu meiner privatärztlichen Sprechstunde und weiteren Angeboten (Kurse, Bücher, Podcast, Social Media) findest du unter www.gynsprechstunde.de. Schau dich gerne um. Ich freue mich von dir zu hören!

Kapitel 1:

Bist du gut aufgeklärt?

Gewusst wie: Wer aufgeklärt ist, verhütet sicherer

Was bedeutet es eigentlich, gut aufgeklärt zu sein? Es war einmal ein Bienchen, das flog zu einem Blümchen ... Halt, stopp! So wollen wir hier gar nicht erst anfangen. Ich nenne die Dinge beim Namen: Vulva, Labien oder Vulvalippen (keine Scham nötig), Venushügel, Vagina (Scheiden umhüllen Schwerter, nicht unser intimes Wohnzimmer), Klitoris, Eichel, Vorhaut, Hoden und so weiter. Vulvina, eine Wortkreation aus Vulva und Vagina, finde ich auch wunderschön und passend. Unsere Sexualität steckt voller Möglichkeiten, und es ist wichtig, dass wir dafür eine offene, verständliche und respektvolle Sprache wählen. Niedliche Geschichten von Bienchen und Blümchen haben da meiner Meinung nach nichts verloren, nicht einmal in den Köpfen von Kleinkindern. Hier erwartet dich Klartext in einer tabufreien Zone. Legen wir los!

Verhütung – eine Begriffsklärung

Gibst du den Begriff *Verhütung* bei Wikipedia ein, bekommst du folgendes Ergebnis:

1. »Prävention, Maßnahmen zur Vermeidung unerwünschter Ereignisse.«
2. »Empfängnisverhütung, Maßnahmen zur Vermeidung ungewollter Schwangerschaften.«
3. »Safer Sex im allgemeinen Sinne, was neben Empfängnisverhütung auch Präventionsmaßnahmen gegen sexuell übertragbare Krankheiten umfasst.«[1]

Das finde ich schon mal nicht schlecht, denn diese Begriffsklärung enthält die zwei Haupteigenschaften, die nach allgemeinem Dafürhalten Verhütung erfüllen sollte, nämlich den Schutz vor ungewollten Schwangerschaften einerseits und sexuell übertragbaren Erkrankungen andererseits.

Wer sich intensiver mit Verhütung beschäftigt, stößt womöglich schnell auf überraschende Wissenslücken. Der Pearl-Index etwa galt bisweilen als der entscheidende Parameter für die Verhütungssicherheit der jeweiligen Methode. Tatsächlich ist er wegen erheblicher Ungenauigkeiten nicht mehr zeitgemäß und darf allenfalls als Anhaltspunkt für deine persönliche Situation herhalten. Die hormonelle Verhütung halten die meisten Menschen für weitestgehend sicher. Sie ist allerdings als nebenwirkungsreich gelabelt, wohingegen nicht hormonelle Methoden als riskant verrufen sind. Aber stimmt das wirklich? Für viele ist Verhütung auch heute noch »Frauensache« und damit gleichbedeutend mit Empfängnisverhütung, auf medizinisch Kontrazeption. Methoden zur Zeugungsverhütung für Männer und spermienbildende Menschen spielen bislang eine Nebenrolle. Und überhaupt, fehlt da nicht die Perspektive der Zeugungsverhütung in der Begriffsdefinition? Hallo, Gleichberechtigung und *shared decision-making*! Seid ihr wirklich Fremdwörter, wenn es um Verhütung geht?

Eine weitere, für mich überraschende und ehrlicherweise erschreckende Entdeckung ist, dass der in der Begriffsklärung enthaltene Schutz vor sexuell übertragbaren Krankheiten (STIs) zumindest in den Industrieländern mehr und mehr ins Hintertreffen gerät. Dabei sollte dieser Aspekt bei der Wahl des Verhütungsmittels passend zur jeweiligen Lebenssituation gleichermaßen berücksichtigt werden, zumal STIs vor niemandem Halt machen und Infektionen wie Chlamydien, Tripper und Syphilis laut Daten des European Centre for Disease Prevention and Control (ECDC) wieder auf dem Vormarsch sind.[2]

Und *last but not least*: Wo bleibt die Frage nach den eigenen Bedürfnissen? Welche Rolle dürfen die eigenen sexuellen Vorlieben dabei spielen? Und kann man überhaupt bewusst verhüten, wenn man nicht rundum aufgeklärt ist?

Für mich darf Verhütung von heute folgende Anforderungen erfüllen:

1. Die Entscheidung für oder gegen eine Methode sollte auf guter Aufklärung über die Vorgänge in deinem Körper und dem deiner Sexualpartner*innen basieren. Du solltest dich mit dem Menstruationszyklus auskennen, über die Wirkweise der Hormone Bescheid wissen (körpereigene wie dem Körper zugefügte) und damit vertraut sein, was überhaupt passieren muss, damit man schwanger wird. Letzteres ist übrigens auch dann hilfreich, wenn man irgendwann die Verhütung einstellt, weil man schwanger werden möchte.
2. Verhütung sollte sich an den individuellen wie auch den partnerschaftlichen Bedürfnissen orientieren. Hast du dich schon mal gefragt, was dir alles bei der Verhütung wichtig ist? Hast du anderen Aspekten neben der Verhütungssicherheit Raum gegeben? Ich öffne diesen Raum und möchte dich motivieren, vorurteilsfrei darüber nachzudenken, um deiner Sexualität eine freie Entfaltung zu ermöglichen.
3. Verhütung soll eine Schwangerschaft sicher verhindern. Mach dir bewusst, was Sicherheit für dich bedeutet. Das kann sich durchaus von dem unterscheiden, was dein*e Freund*in oder auch dein*e Gynäkolog*in denkt. Wie sehr zahlen dein partnerschaftliches Verhalten und deine gelebte Sexualität auf deine Verhütungsentscheidung ein? In extremen Gegensätzen gesprochen, aber bitte wertfrei zu verstehen: Hast du eher monogamen Blümchensex oder lebst du polyamor oder feierst gerne Sexpartys? Welche Sicherheitsvorkehrungen machen in deiner Situation Sinn? Womit wir gleich beim nächsten Punkt wären:
4. Verhütung soll vor STIs schützen. Die Auswahl ist derzeit begrenzt: Es gibt Kondome, Femidome (das »Frauenkondom«) und Lecktücher. Wer sich, je nach Sexualverhalten mehr oder weniger regelmäßig, auf sexuell übertragbare Erkrankungen testen lässt und weitere Präventionsangebote wahrnimmt (wie z. B. die Impfung gegen die humanen Papillomaviren,

kurz HPV), zeigt einen verantwortungsvollen Umgang mit Sexualität. Es ist wichtig, sich hier nicht wegzuducken nach dem Motto »Mir passiert schon nichts« oder »Ich bin sauber«. STIs sind oft mit bloßem Auge nicht zu erkennen und haben nichts mit Reinlichkeit zu tun. Unser großer Vorteil ist, dass sie sich nur verbreiten, wenn wir es zulassen.

5. Verhütung ist ein politisches Statement, ein Zeichen für Selbstbestimmung und von Geschlechter(-un-)gerechtigkeit. Viel zu selten wird hierauf Bezug genommen. Das Image von Pille & Co ist zweischneidig: Schenkt hormonelle Verhütung sexuelle Freiheit oder unterdrückt sie die Weiblichkeit? Ich empfinde es als hoffnungsvoll, dass jüngere Generationen die Hormoneinnahme kritischer hinterfragen und der Ruf nach Alternativen für Sie, Ihn und *them* lauter wird – als empfängnis- und zeugungsverhütende Maßnahmen. Ein Umdenken ist notwendig, nein überfällig.

All diese Punkte sollten gut durchdacht sein. Die Priorisierung mag von Mensch zu Mensch unterschiedlich ausfallen. Dennoch ermutige ich dich von ganzem Herzen, dich ehrlich mit sämtlichen Aspekten auseinanderzusetzen und Antworten zu finden, die für dich richtig sind und zu deiner Lebensrealität passen. Nimm dir dafür die Zeit, die du brauchst. Und ganz wichtig, gib dich nicht mit halb garen Lösungen zufrieden! Es geht schließlich um dein Wohlbefinden und um deine Gesundheit.

Mein Tipp:
In Kapitel 5 findest du einen Selbsttest, der dir helfen kann, deine Verhütungsprioritäten herauszufinden.

Der Menstruationszyklus als Ursprung des Lebens

Wenn du über die hormonellen Abläufe im Menstruationszyklus Bescheid weißt, seinen Einfluss auf das zyklische Erleben von Frauen/Menstruierenden kennst, dir über das fruchtbare Fenster im Zyklus im Klaren bist sowie über die Zusammenhänge, die letztlich zur Befruchtung führen und die Einnistung einer Eizelle in der Gebärmutter ermöglichen können, darfst du dieses Kapitel gerne überspringen. Solltest du jetzt aber denken: »Hormone? Das ist viel zu kompliziert. Das habe ich noch nie richtig gecheckt« oder: »Hm, eigentlich weiß ich gar nicht so genau, wann im Zyklus man schwanger werden kann und was da im Detail passiert«, dann lies unbedingt weiter. Dieses Wissen hat das Potenzial, deine Welt zu revolutionieren.

In fein aufeinander abgestimmten Reaktionen des Körpers, die durch die Sexualhormone ausgelöst werden, baut sich in einem Zyklus die Gebärmutterschleimhaut einmal komplett auf und blutet zu Beginn des neuen Zyklus wieder ab. Währenddessen reifen in den Eierstöcken mehrere Eibläschen, auch Follikel genannt, heran, bis das größte, schlauste oder coolste (wer weiß das schon so genau?) mit dem Eisprung seine Eizelle ins Rennen schickt. So kann sie in Verschmelzung mit einem Spermium zu einem neuen Menschen werden. Vorausgesetzt, ein Spermium schaut zur rechten Zeit am rechten Ort vorbei und tut seinen evolutionären Job. Damit die kleinen Schwimmerlis optimal vorankommen, verändert sich der Schleim des Gebärmutterhalses, auch Zervixschleim genannt, in seiner Konsistenz. Zum Eisprung ist er besonders dünnflüssig, glasig, fast schon ölig und lässt die Spermien geschmeidig hindurchgleiten. Zu anderen Zeiten im Zyklus ist der Zervixschleim dickflüssiger und erschwert den Spermien das Durchkommen, denn diese haben in der Gebärmutter nun eigentlich nichts mehr zu suchen. Sogar die Basaltemperatur (die Aufwachtemperatur bzw. Körpertemperatur in Ruhe) verändert sich im Laufe des Zyklus. Dadurch wird der Ofen ein wenig eingeheizt, um eine befruchtete Eizelle in ihrem Schleimhautnest willkommen zu heißen, wie ein Hollywoodsternchen im Luxushotel vor dem Kamin. Nistet sich keine befruchtete Eizelle im Hotel Uterus ein, sinkt die Temperatur wieder und die Gebärmutterschleimhaut wird renoviert. Deine Periode setzt ein, und der Film beginnt von vorne.

Schon gewusst?
Der Zervixschleim und die Basaltemperatur werden bei der natürlichen Familienplanung genutzt, um die fruchtbare Phase im Zyklus zu bestimmen. (siehe S. 76).

Und wer sorgt dafür, dass diese Veränderungen zur rechten Zeit stattfinden? Na klar, unsere Sexualhormone. In der Medizin wird der Zyklus in zwei Hälften oder Phasen unterteilt. Beginnend mit der Menstruation sind die Ereignisse der Follikelphase mit dem Aufbau der Gebärmutterschleimhaut und dem Wachstum der Eibläschen bis zum Eisprung die zentralen Events der ersten Zyklusphase. Die hormonelle Hauptdarstellerin ist das Östrogen. Es wird hauptsächlich im Eierstock in den sogenannten Theka- und Granulosazellen der Eifollikel produziert, aber zu einem geringen Teil auch von der Nebennierenrinde und im Fettgewebe. Auf der Ebene der Geschlechtsorgane sorgt Östrogen dafür, dass sich die Gebärmutterschleimhaut aufbaut, die Vaginalschleimhaut stärker durchblutet und der Zervixschleim dünnflüssiger und damit durchlässiger wird. Über einen Rückkopplungsmechanismus mit den Hormonen FSH und LH, auf die ich gleich noch eingehen werde, wirkt sich Östrogen auch auf das Eibläschenwachstum und den Eisprung aus. Außerdem beeinflusst Östrogen die Brustentwicklung und Intimbehaarung, es ist verantwortlich für die weibliche Fettverteilung, kann Wassereinlagerungen fördern, hat einen positiven Einfluss auf die Knochenstabilität, schützt die Nerven und beugt Herz-Kreislauf-Erkrankungen vor. Auf unsere Psyche hat es einen stimulierenden Effekt, der für gute

Stimmung und Wohlbefinden sorgen und auch zur Steigerung des Lustempfindens führen kann. Zum Eisprung schickt Östrogen im Duo mit dem Sexualhormon Testosteron die Libido auf Höhenflug und poliert Haut und Haare auf Hochglanz. Letzteres sogar oft wortwörtlich, wenn die Talgproduktion übermäßig gesteigert wird, wodurch leider auch mal die Poren im Gesicht verstopfen oder die Haare fettig werden.

Die zweite Zyklusphase wird mit dem Eisprung eingeläutet und als Lutealphase bezeichnet. Nun sinkt das Östrogenlevel, sofern ein Eisprung stattgefunden hat, und macht Platz für die hormonelle Hauptdarstellerin des zweiten Aktes: Das Sexualhormon Progesteron wird von der leeren Follikelhülle der gesprungenen Eizelle gebildet. Man nennt diese auch *Corpus luteum* oder Gelbkörper. Progesteron bewirkt den Umbau der Gebärmutterschleimhaut zu einem wohligen Nest für die befruchtete Eizelle. Es verdickt den Zervixschleim wieder – denn Spermien sind ab sofort nutzlos in der Gebärmutter –, bewirkt eine Steigerung der Basaltemperatur um 0,2 bis 0,5 °C, entspannt die Gebärmuttermuskulatur und wirkt schwangerschaftserhaltend, sofern eine Schwangerschaft eingetreten ist. Sinkt der Progesteronspiegel wieder, weil sich keine befruchtete Eizelle eingenistet hat, ist dies der Auslöser für die nächste Periodenblutung. Ein neuer Zyklus beginnt.

Damit du dir die wichtigsten Veränderungen im Zyklus besser vorstellen kannst, habe ich dir eine Illustration vorbereitet.

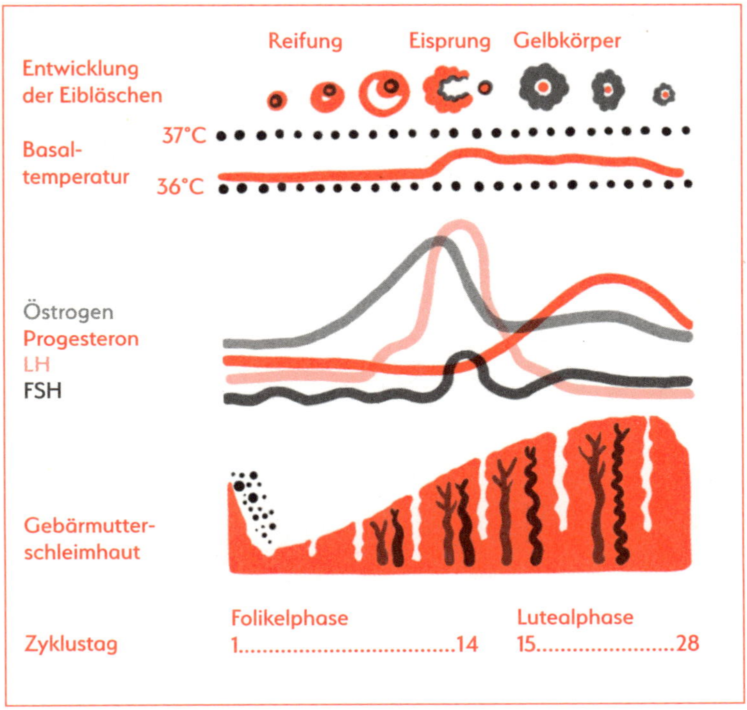

Der Menstruationszyklus

In dieser Illustration tauchen noch zwei weitere Hormone auf, die ich eben schon erwähnt habe: das follikelstimulierende Hormon (FSH) und das luteinisierende Hormon (LH). FSH sorgt, wie sein Name schon sagt, für die Reifung der Eibläschen (Follikel) im Eierstock. LH wiederum löst den Eisprung aus. Beide Hormone werden in der Hypophyse, der Hirnanhangdrüse, gebildet. Ihre Ausschüttung wird aus der obersten Schaltzentrale im Gehirn, dem Hypothalamus, über zwei Hormone gesteuert, das Gonadotropin-Releasing-Hormon (GnRH) und das Gonadotropin-Inhibiting-Hormon (GnIH). Darüber hinaus können weitere Hormone einen Einfluss auf diesen Regelkreis haben, wie etwa die Stress- und Schilddrüsenhormone oder das die Pubertät anstoßende Hormon Kisspeptin. Aber hier mache ich mal einen Punkt. Du willst ja kein*e Endokrinolog*in werden, sondern die Grundzüge

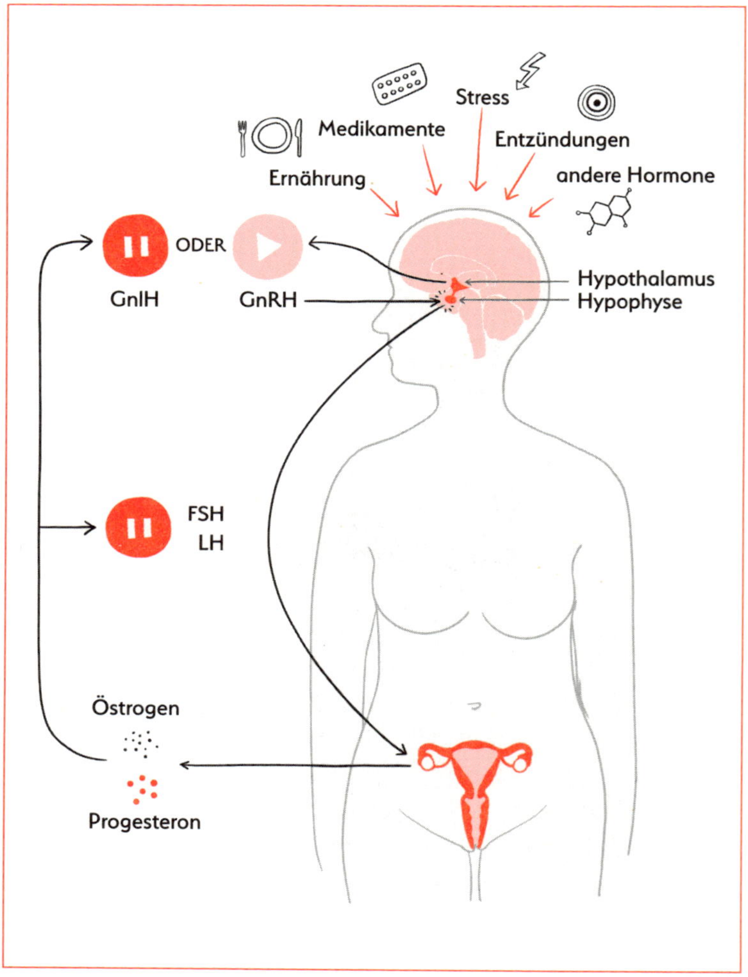

Die Hypothalamus-Hypophysen-Ovar-Achse

des Menstruationszyklus verstehen, damit du die verschiedenen Funktionsweisen von Verhütungsmitteln durchschaust. Merken solltest du dir vor allem dies: Sensibel aufeinander abgestimmte Signalgeber zwischen den Eierstöcken und dem Gehirn regulieren die Hormonausschüttung, die zum Eisprung führt und den Zyklus in seinem natürlichen Rhythmus hält. Dein ganzer Körper ist also involviert.

Der Menstruationszyklus in vier Jahreszeiten

Manche Menschen, die auf den Wechsel der Sexualhormone überempfindlich reagieren, wie beim prämenstruellen Syndrom (PMS) oder der prämenstruellen dysphorischen Störung (PMDS), können unter dieser Sensibilität auch leiden. In meinem Buch *Mein PMS und ich* greife ich unter anderem das Bild von den vier Jahreszeiten des Zyklus auf. Denn es verdeutlicht wunderbar eindrücklich mögliche emotionale und energetische Veränderungen im Zyklus. Wenn du Lust hast, lass dich auf eine Fantasiereise mit mir ein, wie sich ein bewusstes Zykluserleben anfühlen kann:

Wir starten im *inneren Winter*, der Zeit der Menstruation. Der Körper sehnt sich nach Ruhe und Geborgenheit. Du lümmelst vielleicht gerne auf dem Sofa herum, schläfst mehr als sonst und genießt am Wochenende lieber ein gutes Buch, als im Club nebenan Party zu machen. Menschen treffen, vor allem Fremde und dann auch noch Small Talk halten, strengt dich unfassbar an. Nun ist Selbstfürsorge gefragt, Zeit nur für dich allein und die eigenen Gedanken. Denn diese können ganz schöne Kapriolen schlagen, sich als Selbstzweifel zeigen, aber auch als wertvolle Reflexion über die vergangenen Wochen. Nimm die Selbstzweifel wahr, aber nicht zu ernst. Deine Intuition ist jetzt deine Superkraft, daher kann eine Rückschau gewinnbringend und heilsam sein: Was lief gut? Was lief weniger gut? Was fällt leicht? Wie lassen sich Hindernisse in Zukunft besser aus dem Weg räumen? Was tut gut? Jetzt dürfen sich Körper und Geist erholen. Denn der nächste Frühling kommt schon bald und dafür dürfen die Batterien gern aufgeladen sein.

Im *inneren Frühling*, der Follikelphase, erwacht neue Lebensenergie und löst die Intuition als Superkraft ab. Du hast wieder Lust, dich mit Menschen zu umgeben, kommunizierst oder flirtest gerne. Du verwandelst kreative Ideen in konkrete Projekte und stürzt dich ins Leben. Je näher der Eisprung rückt, desto mehr trägt dich deine Schöpferkraft. Du scheinst keine Grenzen mehr zu kennen, aber Achtung: Jede Zyklusphase hat ein Tempolimit.

Zur Ovulation, deinem *inneren Sommer*, fühlst du dich unschlagbar gut und legst eine Performance hin wie Lady Gaga auf der Bühne: dynamisch, verrückt und unwiderstehlich. Selbst introvertierte Personen gehen nun mehr ins Außen. Mit Ausdauer, Überzeugungskraft und Charme führst du erfolgreich Vertragsverhandlungen und meisterst unangenehme Gespräche, ohne zu viele Federn zu lassen. Deine Ovulation lässt dich strahlen und dieses Strahlen spürst du im Inneren wie im Äußeren. Deine Superkraft ist pure Attraktivität und Freude. Im Frühling und Sommer scheint es manchmal keine Sorgen zu geben – und auf jeden Fall gibt es jetzt kein PMS.

Danach wird es ruhiger, oder sagen wir, darf es wieder ruhiger werden. Denn mit der Lutealphase kehrt der *innere Herbst* ein. Leute treffen und plaudern mag sich von Tag zu Tag müßiger anfühlen. Manch eine*r denkt sich vielleicht: Hätte ich in den letz-

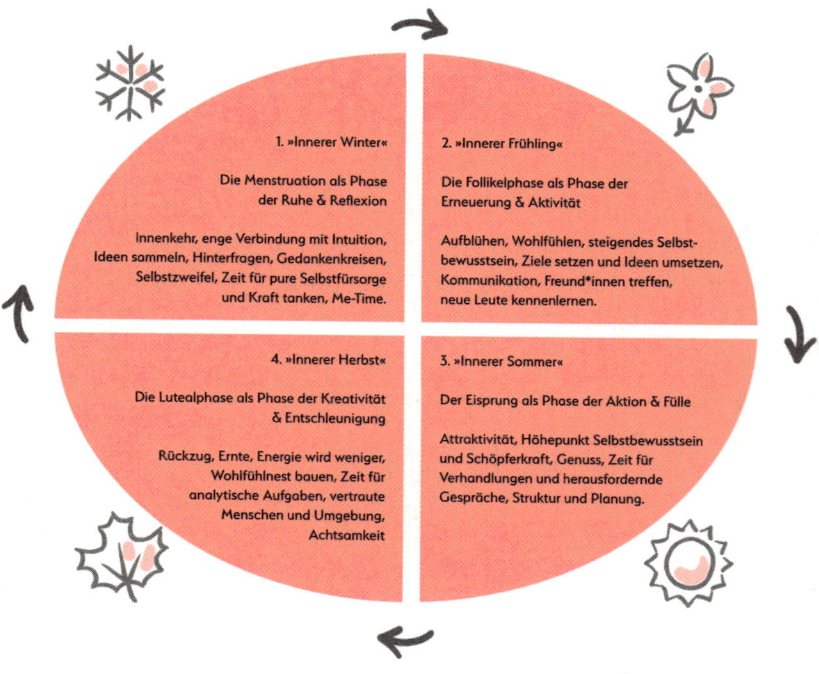

1. »Innerer Winter«
Die Menstruation als Phase der Ruhe & Reflexion
Innenkehr, enge Verbindung mit Intuition, Ideen sammeln, Hinterfragen, Gedankenkreisen, Selbstzweifel, Zeit für pure Selbstfürsorge und Kraft tanken, Me-Time.
2. »Innerer Frühling«
Die Follikelphase als Phase der Erneuerung & Aktivität
Aufblühen, Wohlfühlen, steigendes Selbstbewusstsein, Ziele setzen und Ideen umsetzen, Kommunikation, Freund*innen treffen, neue Leute kennenlernen.
3. »Innerer Sommer«
Der Eisprung als Phase der Aktion & Fülle
Attraktivität, Höhepunkt Selbstbewusstsein und Schöpferkraft, Genuss, Zeit für Verhandlungen und herausfordernde Gespräche, Struktur und Planung.
4. »Innerer Herbst«
Die Lutealphase als Phase der Kreativität & Entschleunigung
Rückzug, Ernte, Energie wird weniger, Wohlfühlnest bauen, Zeit für analytische Aufgaben, vertraute Menschen und Umgebung, Achtsamkeit

Der Menstruationszyklus in vier Jahreszeiten

ten Wochen bloß weniger Projekte begonnen ... Teilweise überfordern dich nun alltägliche Aufgaben. Dein Bedürfnis wechselt von Networking zu Netflix. Bei Menschen, die vom PMS betroffen sind, zeigen sich nun die ersten Symptome, und diese werden oft schlimmer, je näher die Menstruation rückt: Unterbauchschmerzen, Krämpfe, Kopfschmerzen, Heißhunger, Durchfall, Pickel, Stimmungsschwankungen, Reizbarkeit, tiefe Traurigkeit, Ängste, Erschöpfung und vieles mehr. Mit dem ständigen »höher, schneller, weiter« deiner Umwelt willst du vielleicht gar nicht mehr mithalten. Und das ist auch gut so. Denn es tut dir nicht gut. Mit Eintritt der Menstruation schwinden die PMS-Symptome. Vielleicht begleiten dich Krämpfe oder ein Unwohlsein, vielleicht bist du auch ganz in Liebe und Wohlwollen mit dir und erlebst einen goldenen Herbst. Deine Superkraft liegt nun in der Verbindung zu dir selbst, die dir ganz genau sagt, was du jetzt brauchst. Nähre deinen Körper mit ausreichend Schlaf, ausgewogener Ernährung, sanfter Bewegung und Entspannung. Du weißt ja: Der nächste Frühling steht bald vor der Tür.

Die fruchtbare Phase

Wann genau im Zyklus kann man eigentlich schwanger werden? Immer? Nur in der Mitte des Zyklus? Jeden zweiten Tag? In einer bestimmten Woche? Aber mal ganz von vorn: Das große Zeitfenster, in dem Menschen mit gesunder Gebärmutter und Eierstöcken überhaupt schwanger werden können, öffnet sich mit der Menarche, der ersten Menstruationsblutung, und schließt sich mit der Menopause, der allerletzten Blutung. Korrekterweise sollte man sagen, dass bereits ungefähr 2 Wochen vor der Menarche die Fruchtbarkeit beginnt, denn vor der Blutung erfolgt schließlich der Eisprung. Im Durchschnitt haben Pubertierende ca. 2 Jahre nach Beginn dieser im Alter zwischen 10 und 16 Jahren ihre erste Menstruation. Die Menopause erreichen Europäer*innen im Schnitt mit 51 Jahren, wobei die mögliche Altersspanne hier sehr weit ist. Summa summarum sprechen wir im Normalfall aber von knapp 40 Jahren, in denen Verhütung für Menstruierende relevant ist.

Schon gewusst?
Menschen, die Spermien bilden, sind ab der Pubertät bis zu ihrem Lebensende zeugungsfähig – und das jeden Tag.

Die Annahme oder Furcht vieler Menschen, dass Menschen im gebärfähigen Alter tickende Fruchtbarkeitsbomben sind, stimmt allerdings nicht. Damit ein Mensch schwanger werden kann, braucht es vor allem eines: Timing. Denn zwei Akteur*innen müssen in einer exakt definierten Zeitspanne aufeinandertreffen: eine gesunde Eizelle, die frisch gesprungen ist, und eine funktionstüchtige Samenzelle, die seit weniger als fünf Tagen in der Gebärmutter umherirrt. Ihr »Meet & Greet« – oder besser: »Meet & Melt«? – findet im Eileiter statt. Das muss zügig über die Bühne gehen. Die Samenzelle hat in der Regel nach dem Eisprung zwischen 12 und 16 Stunden, jedoch allerhöchstens 24 Stunden Zeit, die Eizelle zu erobern, bevor diese ihr Verfallsdatum erreicht. Rechnet man die Überlebensfähigkeit von Spermien im weiblichen Körper hinzu, die maximal fünf Tage beträgt, ergibt sich eine fruchtbare Phase von sechs Tagen pro Zyklus.

Nach der Befruchtung wird die Eizelle durch die rhythmischen Bewegungen des Eileiters über mehrere Tage in den Gebärmutterkörper transportiert. Dort schlägt sie schließlich in der hoch aufgebauten Gebärmutterschleimhaut Wurzeln und macht es sich gemütlich. Für den weiteren Schwangerschaftserhalt ist das Progesteron, das im Gelbkörper gebildet wird, verantwortlich, bevor das Schwangerschaftshormon Humanes Choriongonadotropin, kurz HCG, das von der Plazenta produziert wird, zum Einsatz kommt. Damit alles seinen Lauf nimmt, sind neben dem Timing weitere Faktoren wichtig, wie die Eizell- und Spermienqualität, die Anzahl und Beweglichkeit der Spermien, die Durchlässigkeit der Eileiter (beeinträchtigt z.B. durch Infektionen oder Endometriose), die Funktionsfähigkeit des Gelbkörpers, die Anatomie von Gebärmutter und Eileiter, genetische Faktoren, oder Begleiterkrankungen und ein einigermaßen gesunder Lebensstil.

Plötzlich erscheint das Risiko, schwanger zu werden, gar nicht mehr so übermäßig groß und unberechenbar, oder? Aber bitte verstehe diese Anmerkung nicht als Freifahrtschein für Sex ohne Verhütung, sondern vielmehr als Hilfestellung zur bewussten Auswahl einer Methode.

Ach, du wusstest das alles schon? Mega. Dann hat sich dein Wissen nun verfestigt und du fühlst dich bestärkt. Und wenn du vorher noch nie was von all dem gehört hast, ist es auch nicht schlimm. Da bist du in bester Gesellschaft. Vermutlich wurdest du nicht gut aufgeklärt, wie die meisten von uns. Was mir die perfekte Überleitung zum nächsten Abschnitt bietet. Denn ...

Über Sex spricht man nicht. Oder doch?

Sex sells. Ich kenne keinen Blockbuster ohne ihn. Offensiv, freizügig und geprägt von absolut unrealistischen Vorstellungen davon, wie Sex auszusehen hat, gespickt mit einer Prise sexueller Gewalt und Sexismus. Damit sich diese Szenen nicht weiter in den Köpfen (nicht nur) junger Menschen als Darstellungen von »echtem Sex« festsetzen, braucht es unbedingt eine gute Aufklärung und Austausch. Schauen wir uns einmal genauer an, wie in Familie, Schule und Internet Sexualität thematisiert wird – oder auch nicht.

Aufklärung in der Familie

In vielen Familien wird auch heute noch über Sexualität nur hinter vorgehaltener Hand gesprochen. Dabei hat der allgemeine gesellschaftliche Umgang mit Sexualität gerade in den letzten Jahrzehnten einen starken Wandel erlebt, hin zu mehr Toleranz und der Akzeptanz sexueller Vielfalt, zumindest in meiner *Bubble*. Mir ist schon klar, dass der Soll-Zustand von vorurteilsfreier Offenheit noch lange nicht erreicht ist, aber die Vielfalt wird immer sichtbarer und der Dialog darüber salonfähiger.

Dennoch scheint es weiterhin nicht ins Weltbild vieler Erwachsener zu passen, Sexualität im Gespräch mit Kindern zu thematisieren. Da schrillen sofort die Alarmglocken. Man will die Kleinen ja nicht traumatisieren. Dabei ist sexuelle Aufklärung enorm wichtig für ein positives Körpergefühl, und zwar bereits im Kleinkindalter. Ich gehe sogar so weit zu sagen, dass Kinder nur dann ein positives Körpergefühl entwickeln können, wenn sie aufgeklärt aufwachsen. Dazu gehört auch zu wissen, dass es völlig normal ist, sexuelle Bedürfnisse zu haben. Und diese verspüren schon Babys. Natürlich heißt das nicht, dass man mit einem dreijährigen Kind genauso wie mit einem 13-jährigen Teenie über Sex reden sollte. Oder gar Kindern ungefragt ein Gespräch über Sex aufdrückt, das es womöglich überfordert. Man sollte sich jedoch dem Kind gegenüber aufgeschlossen zeigen, wenn es selbst nach mehr Wissen verlangt, und dieses altersgerecht verpacken. Die Begriffe Vulva, Vagina und Penis sind dabei zeitlos FSK 0 und dürfen meiner Meinung nach immer beim Namen genannt werden.

Zumeist ist es die eigene Scham, die uns in Gesprächen über Sexualität im Wege steht und die wir, ohne es zu wollen oder zu bemerken, auf unsere Kinder übertragen. Höchste Zeit, diesen Teufelskreis endlich zu unterbrechen. Bist du dabei?

In Filmen wird des Öfteren suggeriert, dass Aufklärung an einem einzigen Tag passiert. Meistens setzt sich das gleichgeschlechtliche Elternteil mit dem pubertierenden Kind zusammen und erklärt, was Sex ist und dass man dabei auf Verhütung achten muss, um keine Schwangerschaft zu riskieren. Dem Teenie ist das Gespräch total unangenehm. Nicht selten fallen Sätze wie: »Boah, echt jetzt? Das weiß ich doch alles schon. Du bist so peinlich.« Die erwachsene Person ist erleichtert und das Thema ist vom Tisch. Ein Musterbeispiel für Scham, auf beiden Seiten. In den meisten Fällen sorgen wir in alltäglichen Situationen, in denen über Sexualität gesprochen werden kann, selbst für Befangenheit, weil unsere eigene Scham wie ein rosa Elefant im Raum steht. Zu den großen Herausforderungen einer modernen Erziehung gehört es meiner Meinung nach eben auch, den eigenen hemmenden Tabuzonen mit einem offenen Geist zu begegnen und sie bestmöglich zu enttabuisieren. Ich weiß nur zu gut, dass das nicht leicht ist. Aber es lohnt sich.

Mein Tipp:
Fällt es dir übermäßig schwer, deine Scham abzubauen, oder hattest bzw. vermutest du traumatische Erlebnisse in deiner Vergangenheit? Dann ermutige ich dich, dir professionelle Unterstützung zu suchen.

Wie geht sexuelle Aufklärung in den unterschiedlichen Lebensphasen nun genau? Ich bin keine Sexualpädagogin, habe mir jedoch als wissbegierige Person, Mutter und Gynäkologin sehr viele Gedanken zu diesem Thema gemacht und unzählige Bücher durchforstet. Diese Erkenntnisse und Empfehlungen haben mich überzeugt, von Beginn an der Sexualität meiner Kinder Raum zu geben und sie möglichst wertfrei und zugleich schützend zu begleiten. Denn ihre Erkundungen fangen bereits im Säuglingsalter an, z. B. bei der täglichen Körperhygiene. Lass körperliche Nähe und Wärme zu. Lass sie sich selbst berühren, damit sie spüren können, wie sich ihre Körperteile anfühlen. Achte nur darauf, dass sie sich oder andere nicht dabei verletzen. Tabuisiere keine Körperteile, etwa mit Sätzen wie: »Der Pipimann ist eklig, den fasst man nicht an.« Ganz im Gegenteil, es hat beim Penis sogar eine medizinische Relevanz, dass die Vorhaut durch das Kind erkundet wird, nämlich um mögliche Verklebungen zu lösen. Wähle auch keine irreführenden Verniedlichungen oder Fehlbezeichnungen, wenn du eigentlich die Vulva oder den Penis meinst. Wenn meine Tochter mit Fragen auf mich zukommt, bemühe ich mich, ihr ehrliche Antworten in altersgerechter Sprache zu geben. Lass dein Kind unbefangen in Kontakt mit seiner Sexualität gehen. Gib ihm nicht das Gefühl, etwas Falsches zu machen. Doktorspiele im Grundschulalter etwa zeugen von einer gesunden Neugier.

Vielmehr darfst du bedenken, was in diesem Rahmen okay ist: nämlich Neugierde und Konsens – und was nicht: nämlich die Grenzen der anderen Kinder überschreiten, die eigenen Grenzen überschreiten lassen oder Dinge in Mund, Nase, Ohren, Vagina, Penis oder Popo einführen. Stopp heißt Stopp.

Um damit komme ich endlich zu meinem zentralen Thema, denn in diesem geschützten Raum darfst du dann auch frühzeitig die erste Periode, Samenergüsse und Verhütung ansprechen. Wer gut informiert ist über die natürlichen körperlichen Veränderungen der Pubertät inklusive aufblühender Sexualität und Hormonchaos, erlebt diese Lebensphase als eine deutlich weniger unangenehme Überraschung. Das gilt auch für das »erste Mal«, das *safe* und im Konsens geschehen soll und entgegen den Erfahrungen der meisten Menschen, mit denen ich darüber gesprochen habe, auch Spaß bringen kann.

Natürlich ist mir bewusst, dass sich das offene Gespräch umso schwieriger gestalten kann, je älter die Heranwachsenden sind, da sie in der Phase der Abgrenzung während der Pubertät aktiv ihre Privatsphäre suchen und auch einfordern, was ausgesprochen wichtig ist für ihre persönliche Entwicklung. Es scheint außerdem die Bestimmung von Eltern zu sein, in irgendeiner Phase ihres Elternseins von ihren Kindern als mehr oder weniger peinlich abgestempelt zu werden. Wurde allerdings schon im Vorfeld ein vertrauensvolles Verhältnis zu den Kindern aufgebaut, wissen diese, dass sie sich immer an ihre Eltern wenden können, egal mit welchem Thema.

Schutz vor sexueller Gewalt

Ein Aspekt, den ich bei all der Aufklärerei essenziell finde und der dir vielleicht nicht gleich auf den ersten Blick in den Sinn kommt: Eine frühzeitige Aufklärung schützt Kinder und Jugendliche nicht nur vor unrealistischen, teils gewaltverherrlichenden Darstellungen von Sexualität und ungesunden Körperidealen in den Medien. Sie bietet zudem den besten Schutz vor sexueller Gewalt und sexuellen Übergriffen. Denn wer informiert und aufgeklärt ist, weiß um die Grenzen des eigenen Körpers und verfügt über das Wissen und den Mut, in solchen Szenarien NEIN zu sagen. In Deutschland wird jede dritte Frau mindestens einmal in ihrem Leben Opfer von physischer und/oder sexualisierter Gewalt.[3] Die Dunkelziffer liegt deutlich höher. Die meisten Übergriffe ereignen sich im Kindes- und Jugendalter und im familiären Umfeld. Der Bundesverband Frauen gegen Gewalt e.V. schätzte auf Grundlage von Erhebungen zwischen 2004 und 2014, dass nur zwischen 5 und 15 % aller Vergewaltigungen angezeigt werden.[4] Ich finde diese Zahlen alarmierend. Weltweit sieht die Situation nicht besser aus. Mit Aufklärung können wir aktiv gegen sexuelle Gewalt vorgehen und Schutz bieten, unseren Kindern und uns selbst.

Wenn du Opfer von sexueller Nötigung oder Gewalt wurdest, kannst du das Hilfetelefon *Gewalt gegen Frauen* unter der Nummer 116 016 oder online rund um die Uhr anonym und kostenfrei erreichen.

Aufklärung in der Schule

Laut der Studie »Jugendsexualität« der BZgA aus dem Jahr 2020 wurden als wichtigste Vertrauenspersonen in Fragen zur Sexualität die Eltern genannt. Ein starkes Signal, finde ich. Zweitwichtigste Vertrauenspersonen sind übrigens die besten Freund*innen, und als vorrangige Wissensquelle zur Sexualität gaben 70 % der befragten Jugendlichen überraschenderweise die Schule an, noch vor dem Internet.

Daher lohnt ein Blick in die Lehrpläne der Schulen, denen zufolge die Aufklärung im Biologieunterricht erfolgen soll. Dafür gibt es grobe Richtlinien, die von Bundesland zu Bundesland variieren. In Hamburg z.B. ist das Thema Sexualität für die 4., 6., 8. und 10. Klassen vorgesehen. Zumeist übernehmen Biologielehrer*innen den Unterricht, in der 4. Klasse auch die Klassenlehrer*innen. Bei dem derzeitigen Lehrkräftemangel kann das Los aber auch auf jede andere lehrende Person fallen, die gerade zeitliche Kapazitäten hat und nicht schnell genug den Kopf einzieht. Jede Schule bzw. jede Lehrkraft entscheidet letztlich selbst, in welchem Rahmen und in welcher Tiefe der Unterricht gestaltet wird. Als Basis dienen länderübergreifend die Vorgaben der UN-Kinderrechtskonvention und Artikel 3 unseres Grundgesetzes, was die Informations- und Meinungsfreiheit, ein Diskriminierungsverbot und die Akzeptanz der Vielfalt angeht. Dennoch sind Transfeindlichkeit und Homophobie Alltag auf deutschen Schulhöfen. Wörter wie »schwul« oder »lesbisch« werden als Schimpfwörter verwendet und dürfen von den Lehrkräften nicht unwidersprochen bleiben. Aber fühlen sich die Lehrer*innen von heute kompetent genug, sich dieser Problematik anzunehmen?

Aufklärungsunterricht ist fraglos eine sehr sensible Angelegenheit, die zum einen eine gute Aufklärung der aufklärenden Person voraussetzt und zum anderen eine gründliche Schulung, wie man diese Themen einer inhomogenen Gruppe nahebringt, die vor Scham und Neugier auf den Stühlen hin und her rutscht.

Dass von Lehrer*innen aktuell verlangt wird, ohne nachgewiesene Weiterbildung und Wissenskontrolle den Sexualkundeunterricht zu gestalten, empfinde ich als unprofessionell und unfair. Ich wünschte mir verpflichtende Schulungen für Sexualkundelehrer*innen sowie klare, ausformulierte Regeln im Lehrplan und eine eigens ernannte aufklärungsbeauftragte Person in jeder Schule, zu der die Schüler*innen auch nach dem Unterricht vertrauensvoll Kontakt aufnehmen können. Gab es so jemanden an deiner Schule oder gibt es diese Person an der Schule deiner Kinder? Das wäre doch mal eine Anregung für den nächsten Elternabend.

Manche Schulen laden externe Sexpert*innen ein, um neue Perspektiven und frische Expertise in die Klassenzimmer zu holen. Eine Kollegin von mir gibt im Rahmen eines solchen Angebots über die Ärztliche Gesellschaft für Gesundheitsaufklärung e.V. seit einigen Jahren Aufklärungsunterricht in Schulen. Sie erzählte mir, dass sowohl die Lehrer*innen als auch die Schüler*innen ihr Angebot sehr dankbar annehmen. In der 4. Klasse gibt sie den Aufklärungsunterricht noch allen Kindern der Klasse gemeinsam, aber ab der 5. Klasse teilt sie die Gruppe in Mädchen und Jungen, wobei die Kinder selbst entscheiden können, welchem Geschlecht sie sich mehr zugehörig fühlen. Teilweise stellen die Schüler*innen während des gesamten Unterrichts, also bis zu 90 Minuten am Stück, nonstop Fragen. Dabei wird deutlich: Die Neugier ist groß und der Wissensstand heterogen. Besonders betroffen macht meine Kollegin, dass gerade ältere als Jungen sozialisierte Menschen oftmals keinen blassen Schimmer von lebensnahem »normalem« Sex haben. Sie schauen Pornos, sehen in den Filmen extreme Sexpraktiken und sexualisierte Gewalt und schlussfolgern daraus, dass dies der Status quo ist. Hingegen lernen sie nicht, wie die menschliche Biologie funktioniert, wie unsere Anatomie in Wirklichkeit aussieht (ohne Schönheitsoperationen oder Photoshop), aber auch wie vielfältig Sexualität sein kann und wie man sie bedürfnisorientiert und respektvoll miteinander erlebt. Auf dieser Basis genussvolle partnerschaftliche Erlebnisse zu haben, stelle ich mir sehr schwer vor. Zudem legitimieren derartige Bilder aus den Mainstream-Pornos Grenzüberschreitungen und sexuelle Gewalt. Welch heilsamer Start in eine gesunde Sexualität wäre es hingegen, wenn jedem Menschen, der erste sexuelle Erlebnisse haben und vorab Eindrücke sammeln möchte, ein feministischer Indie-Porno empfohlen würde, bevor er sich in den Untiefen von Pornhub verliert.

Beim Austausch mit meiner Kollegin stellte sich mir immer wieder eine Frage: Warum fällt es uns eigentlich so schwer, miteinander zu sprechen? Auch wurde mir klar: So aufgeklärt wir uns vielleicht als Gesellschaft empfinden mögen, Sexualscham und Mythen stecken tiefer in uns allen, als wir denken.

Aufklärung im Netz

Als Letztes möchte ich noch eine vermeintlich allwissende, aber auch potenziell problematische Informationsquelle ansprechen, die aus unserem Alltag längst nicht mehr wegzudenken ist: das World Wide Web. Das klingt jetzt ein wenig, als wäre ich meine eigene Großmutter und das Internet eine Bedrohung. Aber so meine ich das gar nicht. Ich bekam meinen ersten Computer mit 16 Jahren für schulische Zwecke; meine Tochter hingegen kann mit ihren 5 Jahren schon Videos von ihrer Lieblingsserie *Peppa Wutz* auf Youtube anklicken. Im Teeniealter gehörten Bücher oder Filme zu meinen meistgenutzten Medien. Heute sind es Youtube-Videos, Blogs und Beiträge auf Instagram oder TikTok.

Social Media ist bei intimen Fragen zu einer wichtigen Anlaufstelle nicht nur für Jugendliche geworden und gewinnt weiter an Bedeutung. Online kannst du unkompliziert und schnell, relativ anonym und vor allem ohne zwischenmenschliche Scham-Momente Infos zu allem bekommen, was dein Herz begehrt. Influencer*innen sind die gefragtesten Expert*innen der Neuzeit – leider unabhängig davon, ob sie echte Expertise haben. Die Anzahl der Follower*innen, der Sympathiefaktor und ein gutes Marketing zählen oft mehr als die Qualität des Contents. So ist der Informationsgehalt dieser Videos mal mehr, mal weniger gut und seriös. Wenn du Probleme damit hast, die Glaubwürdigkeit einer Quelle einzuschätzen, können dir folgende 3 Fragen helfen:

1. Hat die Person eine ernst zu nehmende Ausbildung in dem Themenbereich, über den sie spricht? Oder handelt es sich um eine selbst ernannte Expertin, die dir in Schwarz-Weiß-Malerei die einzig wahre Lösung verkaufen will, weil sie selbst schlechte Erfahrungen mit der Pille gemacht hat und nun alle Hormone medienwirksam verdammt? Richtig, nicht jede*r Gynäkolog*in kennt sich erstklassig mit allen Verhütungsmethoden aus. Ich möchte allerdings behaupten, dass die Trefferquote in Sachen Glaubwürdigkeit bei den ausgewiesenen Profis in Praxen und Beratungszentren höher liegt.
2. Verdient diese Person Geld mit ihren Posts, indem sie z. B. die perfekte Lösung gegen den Betrag X oder einen Promotion-Code anbietet? An und für sich spricht natürlich nichts dagegen, mit Social Media Geld zu verdienen. Denn in diese locker-flockig aussehenden Posts fließen viel Zeit und Engagement. Ich verdiene selbst Geld mit journalistischen Texten und Videos zur gesundheitlichen Aufklärung und mache gerne Werbung – bezahlt oder unbezahlt – für die gute Sache. Ich habe mich allerdings bewusst gegen Kooperationen mit Firmen entschieden, die meine medizinische Glaubwürdigkeit einschränken und meine Meinung unterbewusst beeinflussen könnten.
3. Sagt die Person vor der Kamera immer genau das, was hohe Klickzahlen bringt? Bei der Pille könnte das etwa sein: »Die Pille macht dich krank, depressiv, nimmt dir deine Libido und verändert garantiert deinen Charakter.« Das sind perfekte *Hooks* für Videos auf Social Media. Die evidenzbasierte Studienlage dazu bleibt außen vor oder Studien werden so umgedeutet, dass sie zur eigenen Aussage passen. Egal, ob richtig oder falsch, kontrolliert ja keiner.

Kritisches Bewusstsein ist im Umgang mit dem Internet also unerlässlich. Ich spreche aus Erfahrung, denn ich bin unter dem Pseudonym Doktorin_Vagina ja selbst auf Instagram als Gynfluencerin unterwegs. Ich betrachte die sozialen Medien als Chance, mehr Menschen zu erreichen, als ich es in meinem Alltag je könnte. Und sicherlich bietet die schützende Anonymität im Netz und dessen ständige Verfügbarkeit einen großen Vorteil für Suchende. Hauptsache, dir ist bei der Netzrecherche, den bunten Clips und teils provokativen *Reels* bewusst, dass du nicht allem, was gut aussieht, Glauben schenken solltest, und du hinterfragst die Dinge, die dir spanisch vorkommen. Aber ist das im Leben nicht immer so?

Mein Tipp:
Schreib doch mal deine eigene Geschichte zu Aufklärung und Verhütung auf. Zur Inspiration habe ich dir meine Geschichte in einem exklusiven Raum für meine Leser*innen auf meiner Website hinterlegt. Der QR-Code auf S. 221 führt dich dorthin.

Kapitel 2:

Ein Streifzug durch die Geschichte der Verhütung

Verhütungsmethoden im Spiegel der Jahrhunderte

In früheren Zeiten vertraute man in Fragen der Verhütung meistens auf Keuschheit, Aberglaube und Mythen oder auf den Coitus interruptus, den berühmt-berüchtigten Rückzieher vor dem Samenerguss. Tatsächlich wirkten wohl eher andere Faktoren verhütend, wie Hungerperioden und lange Stillzeiten, die die Fruchtbarkeit herabsetzten; hinzu kam die hohe Kindersterblichkeit, die die Anzahl der Nachkommen verringerte. Eine gesunde Frau oder Person mit Gebärmutter kann nämlich in ihrem Leben zwischen 10 und 20 Kinder zur Welt bringen. Dabei setzt sie sich bei jeder Schwangerschaft gesundheitlichen Risiken aus, die bis zum Tod führen können. Die Weltgesundheitsorganisation (WHO) definiert die Müttersterblichkeit als »Tod einer Frau während der Schwangerschaft oder 42 Tage nach Schwangerschaftsende, unabhängig von der Dauer der Schwangerschaft oder dem Ort, an dem sie stattfindet, oder den Maßnahmen, die in Bezug auf sie getroffen wurden«.[5] Als Müttersterblichkeitsrate wird die Zahl der Todesfälle pro 100 000 Lebendgeburten bezeichnet. Mit fortschreitender Industrialisierung und der damit einhergehenden verbesserten medizinischen Versorgung sank die Müttersterblichkeitsrate in den Industriestaaten auf 8 bis 12 Todesfälle. In den 48 am wenigsten entwickelten Ländern stirbt jedoch auch heute noch jeder 260. Mensch während der Schwangerschaft oder an den Folgen der Geburt. Du kannst dir vorstellen, dass es im Mittelalter oder der Antike noch düsterer aussah. Und selbst wenn alles gut ging: Für eine 10- bis 20-köpfige Familie zu sorgen, verlangte einem Menschen einiges ab.

Diesen schicksalhaften Zusammenhang erkannten bereits die großen Philosophen und Gelehrten im alten Griechenland, Ägypten und Rom, weshalb mehr oder weniger dienliche Praktiken der Empfängnisverhütung (und auch Abtreibungen) entwickelt und angewandt wurden. Einige historische Schriften lassen darauf schließen, dass Verhütung vor allem in wohlhabenderen Familien Teil des Lebens und auch nicht verboten war. Tatsächlich geistert die Angst vor einer Überbevölkerung nicht erst seit gestern durch unsere Köpfe.[6]

Erst mit der Verbreitung der großen Weltreligionen – und hierzulande besonders strikt durch das Christentum – geriet Verhütung weitestgehend in Verruf, denn die Gläubigen sollten sich schließlich vermehren. Verhütung wurde als Hexenwerk tituliert und streng geahndet, und zwar sowohl bei den Anwender*innen als auch bei den Helfer*innen, wie etwa Hebammen. Nicht nur eine weise Frau landete deshalb auf dem Scheiterhaufen.

Schon gewusst?
Im Talmud, einem der wichtigsten Werke des Judentums, ist von »Sterilisationstränken«[7] die Rede, und in mehreren Schriften des Islams wird der Coitus interruptus erwähnt.

Bevor wir in die Welt und Wirkweisen heutiger Verhütungsmittel eintauchen, lade ich dich zu einer Reise in die Vergangenheit ein. Denn die geschichtliche Entwicklung macht sehr eindrücklich klar, warum wir in Sachen Verhütung da sind, wo wir heute stehen. Diese Reise lässt dir womöglich so manches Verhütungsmittel in einem anderen Licht erscheinen und soll deinen Blick hinsichtlich längst überfälliger Innovationen öffnen. Sitzt du bequem und sicher? Gut so. Wir sausen jetzt in Warp-Geschwindigkeit durch die einzelnen Epochen der Verhütungsgeschichte, die dich sowohl zum Schmunzeln bringen als auch zum Nachdenken anregen wird.

Alaunsäure, Krokodilkot, Pflanzenschleim, Zedernöl & Co.

Zu allen Zeiten gab es also umsichtige Menstruierende, die nach Möglichkeiten suchten, ihre Fruchtbarkeit herabzusetzen. Dabei entstanden die kuriosesten Methoden. Im alten Ägypten etwa wurde ein Gemisch aus Krokodilkot und Pflanzenschleim auf den Muttermund aufgetragen, das wohl ähnlich wirken sollte wie ein Diaphragma mit spermienhemmendem Gel, nämlich sowohl als mechanische Barriere als auch durch die Veränderung des vaginalen pH-Wertes. Das klingt für mich zwar mehr nach Schmerzen beim Verkehr, unangenehmen Gerüchen und einem hohen Risiko, sich eine bakterielle Infektion einzufangen, aber glaubt man den Überlieferungen, hat es wohl eine gewisse Wirkung gezeigt.

Über alle Epochen hinweg wurden bestimmte Sexstellungen immer mal wieder als der Vermehrung mehr oder weniger dienlich empfohlen. Der *Doggy Style* etwa sollte wegen des intensiven Kontakts von Penis und Gebärmutter besonders fruchtbar sein. Wiegende Hüftbewegungen während des Verkehrs galten hingegen als für die Empfängnis hinderlich.[8] Traurigerweise hielten sich bis ins 20. Jahrhundert Märchen wie dieses: Die Chance auf Befruchtung sinke, wenn die Dame beim Geschlechtsakt nur besonders passiv sei und möglichst wenig Spaß bei der Sache habe.

Verhütungsmythos enttarnt:
Jede Sexstellung, bei der eine Vagina einen Penis aufnimmt (Fachbegriff: Zirklusion – als Gegensatz zur Penetration) kann zu neuem Leben führen. Das Fehlen eines Orgasmus hat keine verhütende Wirkung.

Ein anderer Trugschluss war, dass man nach dem Sex das Ejakulat herausniesen oder herauswaschen könne. Der Gelehrte Soranos von Ephesos – ein griechischer Arzt, der um 100 n. Chr. in Rom lehrte – empfahl, zum Niesen in die Hocke zu gehen und bereits während des Koitus die Luft anzuhalten.[9] Postkoitale vaginale

Spülungen mit Wasser, z. B. mithilfe eines Bidets, das ursprünglich eigens dafür konzipiert worden war, aber auch mit Essig oder anderen sauren Flüssigkeiten (später sogar Coca-Cola), kamen in allen Epochen zum Einsatz. Letztere konnten im wahrsten Sinne des Wortes ätzend für die Vaginalflora sein.

Die erste professionelle Herangehensweise legten die alten Ägypter mit einer Art vaginalem Pessar an den Tag. Die Griechen hingegen schritten mit einem Verhütungsschwämmchen oder einem Wollläppchen zur Tat. Diese wurden mit einem Sud aus Ingwer (alternativ auch mit Honig, Granatapfelkernen, Salzlake, Essig oder Olivenöl) getränkt und vor dem Geschlechtsverkehr in die Vagina eingelegt – in der Hoffnung, das vaginale Milieu zu verändern und damit die Beweglichkeit der Spermien einzuschränken. Ein griechisches Salatdressing für die Vagina. *Bon appetit*, ihr Spermien. Als besondere Schutzrezeptur wurde übrigens empfohlen, den Penis vor dem Akt mit hautreizendem Bleiweiß oder Zedernöl einzureiben. Doppel-Autsch.

Neben Pasten zum Einreiben der Genitalien kamen auch Sitzbäder und Ausräucherungen für diese im stillen Kämmerlein zur Anwendung. Und natürlich findet man auch allerlei Anleitungen für Unfruchtbarkeitstränke – mit teils giftigen »Heil«-Pflanzen wie Silphium und Efeu, aber auch mit Farngewächsen und Myrrhe.

Besonders abstruse Accessoires für Frauen/Menstruierende, die der Empfängnisverhütung dienlich sein sollten, waren im Konstantinopel des 6. Jahrhunderts n. Chr. en vogue, wie Amulette mit Eselmist oder eine Stange Spargel als Kettenanhänger. Auch wurde dazu geraten, die Gebärmutter einer Löwin in einem Elfenbeinkästchen bei sich zu tragen oder sich Katzenhoden auf den Bauch zu legen. Männer sollten die eingeäscherten Hoden eines kastrierten Mannes in einem Sud aus Weidenrinde oder -blättern trinken.[10] Wenn überhaupt, hat hier wohl nur das Prinzip der Abschreckung gewirkt.

Schon gewusst?
Im alten Griechenland galt es als Geheimtipp, mit einem Eunuchen fremdzugehen, da man keine Schwangerschaft befürchten musste.[11]

Bereits im Jahr 1700 erkannte man, dass das chemische Element Bor die Beweglichkeit von Spermien verlangsamen und in Kombination mit weiteren Substanzen sogar abtöten konnte, und mischte spermizide Lösungen damit an. 1895 nutzte der Amerikaner William Pawson Chunn das alte Wissen, um die ersten Vaginalzäpfchen mit Bor zu entwickeln.

Der deutsche Arzt und Sexualwissenschaftler Magnus Hirschfeld griff 1928 die Idee der griechischen Schwämmchen wieder auf und tränkte sie mit Alaun-, Bor-, Milch- oder Essigsäure. Auch in alten ayurvedischen Schriften wurde Bor zusammen mit pflanzlichen Wirkstoffen als Verhütungsmittel angepriesen. Moderne Überprüfungen dieser Rezepturen konnten ihre Wirkung allerdings nicht bestätigen.

Ebenso spannend finde ich eine Theorie des sächsischen Naturheilkundlers Friedrich Eduard Bilz. In seinem Werk *Das neue Naturheilverfahren – Lehr- und Nachschlagebuch der naturgemäßen Heilweise und Gesundheitspflege*, das um 1888 ein Kassenschlager war, beschrieb er das Herausschleudern des Samens nach dem Akt als eine gebräuchliche und sinnvolle Form der Verhütung in Österreich und Ungarn. Die Frau sollte sich dafür unmittelbar nach dem Sex aufrichten, die Beine spreizen und mit einer schlängelnden Bewegung des Rumpfes und einem abschließend kräftigen Ruck den Samen auswerfen.

Der Berliner Vater der Sexologie Iwan Bloch pries eine ähnlich groovige Methode an, die in Italien und Neu-Guinea angewendet werde. Wer den richtigen Hüftschwung draufhatte, brauchte sich also nicht vor ungewollten Schwangerschaften zu fürchten? Liegt die Geburtsstunde des Twerking womöglich in frühen Verhütungsversuchen?

Der machtvolle Einfluss der Scham verhinderte es lange Zeit, dass fundiertere Verhütungsinnovationen hervorgebracht und verbreitet wurden. Erst im Zuge der Industrialisierung Ende des 19. Jahrhunderts wurde dieser Bann gebrochen.

Die Erfindung des Kondoms

Promiskuitive Herren der Schöpfung, allen voran der berühmte Liebhaber Casanova, hatten in früheren Zeiten neben der Empfängnisverhütung noch eine andere Motivation, innovative Verhütungsmittel zu ersinnen: Sie wollten sich vor sexuell übertragbaren Erkrankungen schützen. Denn wenn auf dem besten Stück Warzen wuchern oder Eiter daraus hervorsickert, ist die Not groß. Das war nicht nur schmerzhaft und nahm die Freude am Sex. Krankheiten wie die Syphilis konnten auf lange Sicht tödlich enden.

Not macht bekanntlich erfinderisch. Der Vorläufer des heutigen Kondoms bestand aus Baumwolle oder Leinen, wurde nach jedem Gebrauch sorgfältig gereinigt und wiederverwendet. Von Tragekomfort kann keine Rede gewesen sein und der Pearl-Index war bestimmt lausig – aber immerhin besser als nichts. Im 19. Jahrhundert wurde die wenig geschmeidige Baumwolle durch Tierdärme z. B. von Lämmern oder Fischblasen von Wels und Stör ersetzt. Denn diese waren flexibler und reißfester als Baumwolle und sicherlich auch angenehmer zu tragen. Um ein Abrutschen zu verhindern, hatten Kondome damals am oberen Ende ein Rückholbändchen oder einen Kautschukring. Sie waren recht kostspielig, weshalb die meisten Menschen sich noch eine ganze Weile anders behelfen mussten.

Den Durchbruch erzielte 1839 Charles Goodyear – genau, der Typ nach dem die bekannte Reifenfirma benannt ist – mit der Erfindung der Vulkanisation, einem Verfahren, mit dem man aus Kautschuk elastisches Gummi herstellt. Und das revolutionierte nicht nur die Reifenindustrie. Wäre ich damals Werbetexterin gewesen, so hätte mein Slogan gelautet: »Tagsüber sicher auf den Straßen und abends sicher im Bett – Goodyear, die eine *safe* Nummer in deinem Leben.« 1855 brachte die Firma das erste Kondom aus Gummi mit einer Wandstärke von 2 Millimetern und einer Seitennaht auf den US-amerikanischen Markt. 1870 ging es serienmäßig in Produktion. Zum Vergleich: Heute ist ein Kondom etwa 0,06 Millimeter dick und nahtlos verarbeitet.

Ab 1880 gab es die Lümmeltüten auch in Deutschland. Ende des 19. Jahrhunderts wurden in Paris aufgerollte Kondome erstmals mit Reservoir unter dem Namen *Le Parisien* verkauft, weshalb sich bis heute die Bezeichnung *Pariser* als Synonym für Kondome hält – in der DDR wurden Kondome übrigens nach ihrem Produktnamen als *Mondos* oder nach ihrem Preis als »Gummi-Fuffziger« bezeichnet. 1912 entwickelte der Gummifabrikant Julius Fromm das erste nahtlose Kondom, und ab 1930 wurde Latex als Material benutzt, was die maschinelle Massenproduktion und damit deutlich verbesserte Zugänglichkeit für jedermensch ermöglichte.

Dennoch galt der Verkauf von Kondomen bis zur Mitte des 20. Jahrhunderts aus ethisch-moralischen Aspekten als verwerflich und war teilweise sogar verboten. Wobei Präservative im Ersten Weltkrieg bereits Teil der Standardausrüstung von deutschen, französischen und britischen Soldaten waren – aus medizinischen Gründen zum eigenen Schutz, ist ja klar. Heute sind Kondome glücklicherweise vielerorts problemlos und zu erschwinglichen Preisen erhältlich.

Schon gewusst?

Als *Stealthing* bezeichnet man das heimliche Entfernen eines Kondoms während des Geschlechtsverkehrs, was in Deutschland als sexueller Übergriff gilt und mit bis zu 5 Jahren Freiheitsstrafe geahndet werden kann.

1990 wurde das sogenannte »Frauenkondom«, auch Femidom genannt, erfunden, um Frauen/Menschen mit Vagina die Kontrolle über die Kondomnutzung zum Schutz vor ungewollten Schwangerschaften und STIs zu ermöglichen. Der große Durchbruch ist ihm bisher nicht gelungen, da es vergleichsweise umständlicher in der Anwendung und teurer als herkömmliche Kondome ist. Eine Art Weiterentwicklung des Femidoms zur Abwehr von Vergewaltigungen stellte 2005 die Südafrikanerin Sonnet Ehlers/Bryant zur Verfügung: das Rape-aXe. Darin befestigte Widerhaken sorgen für schmerzhafte Verletzungen am Penis, sollte es zu einer Penetration kommen. Eine Crowdfunding-Kampagne zur Finanzierung läuft seit Jahren, bislang mit mäßigem Erfolg. Südafrika ist das Land mit der weltweit höchsten Vergewaltigungsrate: Dort ist eine von vier Frauen bzw. Menschen mit Vagina davon betroffen.[12]

Leider müssen wir noch einen Moment bei den düsteren Seiten in der Geschichte der Verhütung verweilen. Auch im Namen der Wissenschaft wurden grausame Taten begangen, um neue Verhütungsmethoden zu erforschen. Mir ist es wichtig, die Erinnerung daran wachzuhalten.

Die Sterilisation – zwischen Zwang und Selbstbestimmung

Die erste chirurgische Sterilisation einer Frau wurde 1850 und die eines Mannes 1890 beschrieben. Aber auch schon früher findet man vereinzelte Belege zu unfruchtbar machenden Operationen. Was Ende des 19. Jahrhunderts aus wissenschaftlicher Neugierde entstand, wurde in der Folge leider nicht nur im nationalsozialistischen Deutschland als Waffe des Genozids missbraucht. Dabei waren der Grausamkeit experimentierfreudiger und gewissenloser Ärzt*innen keine Grenzen gesetzt.

So wurde 1933 in Deutschland ein Gesetz zur Verhütung erbkranken Nachwuchses erlassen[13], das Zwangssterilisationen legitimierte. Diese erfolgten, indem man beide Eileiter operativ zerquetschte, entfernte oder abband. Teilweise fanden auch Bestrahlungen mit Röntgen- oder Radiumstrahlen statt, wodurch die Eierstockfunktion geschädigt und die Gebärmutterschleimhaut zerstört wurde. Von Zwangssterilisationen im Dritten Reich betroffen waren außerdem Menschen, die nicht der »arischen Rasse« angehörten, sowie Homosexuelle, Menschen mit abweichender Geschlechtsidentität und sogenannte Volksverräter*innen.

Berichte der Diskriminierung durch Zwangssterilisation lassen sich bis ins Nordamerika des späten 19. Jahrhunderts zurückverfolgen, wo sie als Züchtigungsmaßnahme bei jugendlichen Gefangenen angewandt wurde. Ebenso ist die Zwangssterilisation Teil der jüngeren Geschichte Puerto Ricos und Perus: Dort richtete sie sich gegen die indigene Bevölkerung. Und ganz aktuell werfen Menschenrechtsaktivist*innen der chinesischen Regierung vor, die Geburtenrate bei der uigurischen Minderheit durch erzwungene Sterilisation zu senken. Leider muss festgehalten werden, dass eugenische Motive die Geschichte der Sterilisation bis in die Gegenwart durchziehen.

Heute kann die Sterilisation nach wissenschaftlichen Standards und natürlich im Konsens als sichere und kostengünstige Methode der Familienplanung eingesetzt werden. Allerdings ist es um eine gleichberechtigte Wahlmöglichkeit schlecht bestellt. In den Entwicklungsländern gehört die Sterilisation zur häufigsten Verhütungsmethode der Frauen/Menschen mit Gebärmutter. Andere Methoden sind dort oft nicht zugänglich oder zu teuer, und Menschen mit Penis lassen sich nur selten sterilisieren. In Indien wurde die Sterilisation – übrigens beider Geschlechter – sogar bis 2016 in staatlich geförderten Programmen zwecks Kontrolle des Bevölkerungswachstums kostenlos angeboten.[14]

Schon gewusst?
Weltweit liegt nach Angaben der Vereinten Nationen im Jahr 2019 die Sterilisation als angewandte Verhütungsmethode bei Frauen/Menschen mit Gebärmutter zwischen 15 und 49 Jahren bei etwa 24 %.

Egal in welchem Land, immer sind es die Frauen/Menschen mit Gebärmutter, die sich häufiger unters Messer legen. In Deutschland lassen sich 8 % der Kohorte im reproduktionsfähigen Alter sterilisieren. Bei den Männern/ Menschen mit Penis sind es nur 2 %, obwohl die Vasektomie deutlich weniger invasiv und risikobehaftet ist.

Die Geburtsstunde des Diaphragmas

1882 erfand der Arzt Wilhelm Mensinga das *Pessarium occlusivum* aus Gummi, heute in weiterentwickelter Form als Diaphragma bekannt. Er hatte erkannt, dass zahlreiche Schwangerschaften Menschen mit Gebärmutter körperlich und psychisch beeinträchtigten, insbesondere in den ärmeren Bevölkerungsschichten. Mensinga setzte sich zum Ziel, eine Methode zu erfinden, die es sämtlichen Menstruierenden selbstbestimmt ermöglichte, ihre Fruchtbarkeit zu kontrollieren. Hierbei erfuhr er großen Widerstand aus seinem Berufsstand, wo man befand, dieses Unterfangen sei gegen die Natur und den Willen Gottes gerichtet. Doch er ließ sich nicht entmutigen und brachte zunächst unter dem Pseudonym Carl Hasse das erste Diaphragma auf den Markt, um »das einzige Vergnügen der armen Leute« zu bewahren und sie vor »lebenstötenden Folgen« zu beschützen.[15]

Gemeinsam mit einem Flensburger Instrumentenmacher tüftelte er an der Form der Kappe und dem Mechanismus des Halterings, um die ideale Passform und den bestmöglichen Tragekomfort zu erreichen – zwei Faktoren, die im Vergleich zum damaligen Kondom wohl einen riesigen Vorteil brachten. Seine Erfindung verbreitete sich rasant, vor allem in Skandinavien, England, den Niederlanden und den Vereinigten Staaten, wo das Diaphragma auch heute noch häufiger verwendet wird. Im Laufe der Zeit kamen verschiedene Modelle auf den Markt, und es wurden zusätzlich spermizide oder hemmende Cremes und Gele eingesetzt, um die Verhütungssicherheit noch zu erhöhen. Beeindruckend finde ich die Berufsauffassung und Menschlichkeit Mensingas, vor allem im Vergleich zu der anderer Forscher*innen. Mir erscheint er als ein Feminist der ersten Stunde, der die Perspektive von Menstruierenden einnahm und versuchte, ihnen zur lang ersehnten, selbstbestimmten Verhütungssicherheit zu verhelfen, und das unabhängig von ihrem Sozialstatus.

Verhütungsmythos enttarnt:
Bereits Casanova soll seine Gespiel*innen gebeten haben, eine halbe ausgepresste Zitrone als Barriere vor ihren Muttermund zu legen. Bitte nicht nachahmen.

Hier noch ein kleiner Schwank in Sachen chemische Verhütung. Anfang der 1980er-Jahre sorgten Schaumzäpfchen der Marke Patentex oval® für zweifelhaftes Amüsement: Sie wurden gern auch als »Patentex brutal« bezeichnet, weil sich beim Schäferstündchen schon mal der Sofastoff entfärben konnte. Der vaginalen Verträglichkeit und der fraglichen Sicherheit wegen blieb die alleinige Nutzung chemischer Verhütungsmittel jedoch nicht konkurrenzfähig. In dem Zusammenhang zitiere ich gerne die Suffragette und Pionierin der Familienplanung in Großbritannien Dr. Marie Stopes: »Führe niemals etwas in die Vagina ein, was du nicht auch in den Mund nehmen würdest.«[16]

Die überaus holprigen Anfänge der Spirale

Erzählungen zufolge sollen bereits vor Urzeiten die Beduinen Steine in die Gebärmütter ihrer Kamele gelegt haben, damit diese nicht trächtig wurden. Auch beim Menschen wurde festgestellt, dass Veränderungen der Gebärmutter, wie Myome, Polypen oder Fremdkörper, die Einnistung einer Eizelle verhindern. Diese Beobachtung wurde zur Bauanleitung der ersten Spiralen genutzt. Am bekanntesten wurde das Modell des deutschen Mediziners Ernst Gräfenberg, der heute als Erfinder der Spirale gilt. Bereits 1920 experimentierte er mit einem Ring aus Seide, der in die Gebärmutter eingesetzt wurde. 1930 bekam dieser ein Upgrade durch einen Silberdraht, welcher die Verhütungssicherheit noch erhöhte.[17]

Schon gewusst?
Der Begriff »Spirale« wurde 1958 durch die Margulies-Spirale geprägt, die als Weiterentwicklung des Gräfenberg-Modells eine spiralartige Form hatte.

In den 1960er-Jahren entstanden aus Gründen der besseren Verträglichkeit die ersten Kunststoffspiralen, und in den 1970er-Jahren erkannte man, dass Edelmetalle wie Silber oder Gold und insbesondere das Halbedelmetall Kupfer eine spermizide Wirkung haben. Zuvor wurden bereits Hartgummi oder Knopf- und Stiftpessare aus Metall in die Gebärmutter eingesetzt, die den Muttermund abdichten und somit den Aufstieg der Spermien verhindern sollten. Allerdings war hierbei nicht nur der Tragekomfort bedenklich. Wegen ihrer hohen Perforations- und Entzündungsgefahr waren diese Modelle sogar ziemlich gefährlich. Das galt auch für das *Dalkon Shield*, eine Scheibe mit fünf Füßchen pro Seite und einem geflochtenen Faden als Rückholband, das in den 1970er-Jahren vermehrt zu Perforationen führte und Infektionen mit dramatischen Verläufen auslöste, die zu Unfruchtbarkeit oder gar Todesfällen führten. Das *Dalkon Shield* wurde kurz nach seiner Einführung wieder vom Markt genommen, aber das negative Image haftet seither allen Spiralen an.

Die Spiralen der Anfangszeit haben kaum noch Ähnlichkeit mit den heutigen Modellen, die deutlich kleiner und verträglicher sind und überdies ausgiebig auf ihre Sicherheit getestet wurden. Es gibt sie als hormonfreie Spiralen aus Kupfer, seltener mit zusätzlicher Gold- oder Silberlegierung, in Form eines Balls oder einer Kette. Noch häufiger im Einsatz ist heute im deutschsprachigen Raum die Hormonspirale, bei der die regelmäßige Abgabe von Gestagenen die verhütende Wirkung bewirkt. Mehr dazu in Kapitel 3.

Schon gewusst?
Herr Gräfenberg ist für eine weitere Entdeckung verantwortlich: Als erster Mensch beschrieb er den G-Punkt, eine besonders erogene Zone an der Vorderwand der Vagina, und verewigte sich prompt mit dem Anfangsbuchstaben seines Namens.

Natürliche Familienplanung (NFP) – eine (r)evolutionäre Alternative?

Ich möchte die These aufstellen, dass körperbewussten Menstruierenden bereits in früheren Jahrhunderten auffiel, dass sie nur an bestimmten Tagen schwanger werden konnten und auch bestimmte Phasen in ihrem Leben, wie beispielsweise die Stillzeit, ihre Fruchtbarkeit herabsetzten. In den 1930er-Jahren haben dann in Österreich und Japan zeitgleich zwei Wissenschaftler eine Entdeckung gemacht: Die Gynäkologen Hermann Knaus und Ogino Kyūsaku beschrieben die Kalendermethode, die das Verständnis der Fruchtbarkeit verbessern sollte – damals eine revolutionäre Erkenntnis, die nach offizieller Lesart darauf abzielte, die Chancen auf Empfängnis zu erhöhen. Tatsächlich erfüllte sie in den Schlafzimmern auch andersherum ihren Zweck.

Die Kalendermethode gilt heute zwar nicht mehr als sicher, aber ohne sie wäre die Weiterentwicklung moderner, nicht hormoneller Verhütungskonzepte wie der NFP nicht möglich gewesen. Erste wissenschaftliche Publikationen zum zyklischen Temperaturverlauf veröffentlichte der Schweizer Rudolf Vollmann in den 1940er-Jahren, wobei der zweiphasische Temperaturverlauf im Zyklus – du erinnerst dich an die Temperaturerhöhung nach dem Eisprung – bereits 1905 von dem Niederländer Theodoor Hendrik van de Velde entdeckt und 1927 ein Zusammenhang mit der Ovulation erkannt worden war. Ab 1950 machte der Gynäkologe Gerhard Döring die Temperaturmethode in Deutschland so richtig bekannt.

Etwa um dieselbe Zeit geriet der Zervixschleim ins Visier der Forschung. Unabhängig voneinander beobachteten das australische Ärzt*innenpaar Evelyn und John Billings sowie der österreichische Arzt Josef Rötzer zyklische Veränderungen des Zervixschleims und machten diese publik. Da lag es doch auf der Hand, dass man all diese Erkenntnisse zusammenfügen musste. Rötzer übernahm dies 1965 und nannte das Verfahren »symptothermale Methode«.

Das war der Startschuss für Regelwerke in der Natürlichen Familienplanung mit reproduzierbarer Verhütungssicherheit und wissenschaftlicher Datenerhebung. Vor allem in den USA, Kanada, Australien, England, Frankreich, Finnland und Indien ging die Pionier*innenarbeit weiter. In Deutschland wurde die Methode erst in den 1980er-Jahren mit Gründung der *Arbeitsgruppe NFP* im größeren Stil strukturiert und wissenschaftlich begleitet. Heute arbeitet sie unter dem Dach des Malteser Hilfsdienstes e.V. Es entstand das Regelwerk Sensiplan® mit der inzwischen größten Zyklusdatenbank der Welt. Das Forschungsprojekt wurde bis 2007 von der Universität Düsseldorf begleitet und ist nun der Universität Heidelberg angegliedert. Die »Sektion Natürliche

Fertilität« der Deutschen Gesellschaft für Gynäkologische Endokrinologie und Fortpflanzungsmedizin e.V. steht der Arbeitsgruppe beratend zur Seite.[18] Trotz der soliden Datenlage wird die symptothermale Methode sowohl in der Öffentlichkeit als auch in manchen ärztlichen Praxen skeptisch beäugt. Das mag an fehlendem Marketing liegen, ungenügender Aufklärung, aber auch an der Vielzahl von unsicheren Methoden und Apps, die unter den Sammelbegriff NFP fallen. Daher sollte man die jeweilige Methode vor der Anwendung unbedingt auf ihre Seriosität hin prüfen und bei Apps auf die offizielle Zulassung nach dem Regelwerk evidenzbasierter NFP achten.

Der unaufhaltsame Aufstieg der Pille zwischen Patriarchat und Feminismus

Mit dem beginnenden 20. Jahrhundert rückten hormonelle Verhütungsmethoden in den Fokus der Forschung. Den Anfang machte 1919 der österreichische Physiologe Ludwig Haberlandt. Er kam bei einem Versuch an Ratten zu dem Ergebnis, dass eine bestehende Schwangerschaft das Heranreifen weiterer Eizellen unterdrückt, und vermutete, dass ein von den Eierstöcken ausgehender Impuls damit etwas zu tun haben müsse: die Eierstockhormone. Mit seinem Tod 1932 geriet diese Forschung erst einmal ins Stocken.

Nachdem die Chemiker Adolf Butenandt und Leopold Ružička für ihre Grundlagenforschung zu den Sexualhormonen Östrogen, Progesteron und Androsteron 1939 den Nobelpreis für Chemie erhalten hatten, unternahm der Gynäkologe Carl Clauberg auf Basis dieser Erkenntnisse im Konzentrationslager Auschwitz Menschenversuche mit synthetischen Hormonen – eine weitere düstere Etappe in der Geschichte der Entwicklung der Empfängnisverhütung.

Zwischen 1949 und 1951 leistete Frank B. Colton mit seiner Forschung an Cortison eine wichtige Vorarbeit.[19] Schließlich gelang es 1951 den Chemikern Carl Djerassi und Luis E. Miramontes, mit Norethisteron das erste synthetische Gestagen herzustellen, das zur Basis der ersten Pille wurde.

Die Kombination von synthetischem Östrogen und Gestagen und die Markteinführung dieses Duos als Verhütungspille ist der Abwechslung halber aber mal nicht den Herren der Schöpfung zu verdanken, sondern einer hartnäckigen Frauenrechtlerin und Krankenschwester namens Margaret Sanger. Diese gründete bereits 1921 die Organisation American Birth Control League und widmete einen Großteil ihres Lebens dieser Mission: Unermüdlich klärte sie auf, vernetzte sich mit wichtigen Persönlichkeiten, beriet Frauen trotz der damaligen restriktiven Gesetzeslage und trug als Aktivist*in zur Verbreitung des Diaphragmas in den USA bei.

Schon gewusst?
Aus der American Birth Control League gingen 1942 die Non-Profit-Organisation Planned Parenthood und 1952 pro familia hervor.

Im Alter von 71 Jahren krönte Margret Sanger ihren Aktivismus auf einer Dinnerparty in New York: Sie gab den Anstoß zur Entwicklung der ersten Pille für die Frau, indem sie den Wissenschaftler Gregory Pincus von der Wichtigkeit dieses Projekts überzeugte. Dieser nahm kurze Zeit darauf seinen Kollegen John Rock mit ins Boot. Finanziert wurde das Projekt mit insgesamt 2 Millionen Dollar von der vermögenden Biologin Katharine McCormick (ursprünglich waren lediglich 125 000 Dollar vorgesehen).[20]

Pincus und Rock entdeckten, dass Gestagene den Eisprung unterdrückten, während die zusätzliche Einnahme von Östrogen die Gebärmutterschleimhaut stabiler und das Präparat verträglicher machte. Unter dem Namen Enovid kam 1957 die erste Pille für die Frau gewissermaßen *undercover* auf den US-amerikanischen Markt, zunächst mit der offiziellen Zielsetzung, den Zyklus zu regulieren und Menstruationsbeschwerden zu bekämpfen. Empfängnisverhütung war »nur« eine sehr erwünschte Nebenwirkung.

Schon gewusst?
Erst 1960 und damit drei Jahre nach ihrer Marktzulassung, erhielt Enovid ihre offizielle Zulassung als Verhütungspille.

Ohne die Bedeutung von Margaret Sangers Engagement schmälern zu wollen, halte ich es dennoch für wichtig, auch die Menschenrechtsverletzungen, die auf dem Weg zur Markteinführung der Pille in Kauf genommen wurden, zu thematisieren. Margret Sanger war Eugenikerin (ebenso wie die zuvor erwähnte Frauenrechtsaktivistin Marie Stopes).[21] Ihr Antrieb war das Elend der US-amerikanischen Menstruierenden, die ungewollt schwanger wurden oder bei unsachgemäß durchgeführten Schwangerschaftsabbrüchen starben. Hingegen schienen Sanger und ihre Forschungskolleg*innen die Gefahren der Studienbedingungen für die Menstruierenden aus den Slums von Puerto Rico, an denen Enovid vor der Zulassung in den USA getestet wurde, als tolerabel zu erachten. Die puerto-ricanischen Behörden standen einer Geburtenkontrolle aufgeschlossen gegenüber und ermunterten zur Teilnahme, was den US-Forscher*innen genügend Proband*innen bescherte.[22] Historiker*innen kritisieren, dass die Testpersonen nicht ausreichend aufgeklärt wurden und es zu teils schweren Nebenwirkungen kam, darunter auch starke Depressionen und Suizide. Es folgten weitere Tests in Haiti und Mexiko. Abermals wurden Fortschritte auf dem Gebiet der Verhütung unter Missachtung der Menschenwürde erzielt.

In der Bundesrepublik Deutschland kam die erste Pille 1961 unter dem Namen Anovlar auf den Markt. Offizielles Therapieziel war die Behandlung von Menstruationsbeschwerden mit dem Zusatznutzen der Empfängnisverhütung, bis die Zeit reif war, ihre wahre Bestimmung offenzulegen.[23] In der DDR hieß die erste Pille Ovosiston. Sie wurde 1965 eingeführt. Obwohl es dort weniger moralische Bedenken gab, nahm man Abstand von der Bezeichnung »Antibabypille« und pries sie vielmehr als »Wunschkindpille« an. Ovosiston war zügig zu erschwinglichen Preisen erhältlich und wurde ab 1972 sogar kostenlos an sozialversicherte Menstruierende ausgegeben.

Obwohl du vielleicht erwarten würdest, dass die Menstruierenden allesamt »Hurra« gerufen haben, als die Pille auf den Markt kam – das erste als supersicher geltende Verhütungsmittel –, war ihre Akzeptanz zu Beginn gering, insbesondere in der Bundesrepublik. Ärzt*innen verschrieben sie zögerlich und anfangs nur verheirateten Menschen über 30 mit mehreren Kindern. Im konservativ geprägten Westdeutschland hatte sie ein sündhaftes Image und galt als Eingriff in die Natur. Neben der Furcht vor unbekannten Nebenwirkungen war die Sorge vor dem sich verändernden Rollenbild von Frauen/Menstruierenden groß. Papst Paul VI. verurteilte 1968 in der Enzyklika »Humanae Vitae« die Geburtenkontrolle durch hormonelle Verhütungsmittel scharf, da sie außerehelichen Geschlechtsverkehr fördern und die sittliche Zucht beeinträchtigen würde.[24]

Erst Ende der 1960er-Jahre wuchs nach weiteren Forschungsergebnissen und Statements der FDA (U.S. Food and Drug Administration) zur Sicherheit der Pille sowie breitflächigen Aufklärungskampagnen der Ärztekammern das Vertrauen der Öffentlichkeit in die Hormonpille. Nun gab es kein Halten mehr. Die Pille avancierte zum beliebtesten Verhütungsmittel der Industriestaaten. Die Anzahl der Schul- und Hochschulabschlüsse von Frauen/Menschen mit Gebärmutter schoss in die Höhe. Sie übten mehr Berufe aus und wurden erst in späteren Jahren Mütter. Sexualität und Fortpflanzung konnten fortan zwei Paar Schuhe sein. Innerhalb von 10 Jahren kam es zu einer Halbierung der Geburtenrate, den man damals als Pillenknick titulierte. Natürlich lag der Geburtenrückgang nicht allein an der Pille, sondern an der sich wandelnden Gesellschaft. Die Menstruierenden zum Sündenbock zu machen, weil sie nach Bildung und beruflicher Selbstverwirklichung strebten und die Familienplanung zu einer bewussten Entscheidung wurde, war nur einfacher.

Die Einführung der Pille machte auch den Weg frei zur Weiterentwicklung anderer hormoneller Verhütungsmittel. Es dauerte jedoch noch einige Jahrzehnte, bis 1996 die erste Hormonspirale zur Verhütung und zur Behandlung starker Regelblutungen zugelassen wurde. Und auch Innovationen wie das Hormonpflaster oder der Verhütungsring ergänzten erst nach der Jahrtausendwende das Repertoire.

Kontrovers diskutiert wurde 1985 die Markteinführung der »Pille danach«, die bei einer Verhütungspanne eine ungewollte Schwangerschaft verhindern kann. Bis heute besteht die ungerechtfertigte Skepsis, man könne sie als Abtreibungspille nutzen. Da sie jedoch lediglich den Eisprung um einige Tage nach hinten verschiebt und nicht auf eine bereits befruchtete Eizelle wirkt, ist diese Befürchtung aus pharmakologischer Sicht nicht nachvollziehbar. Jahrelang sahen sich Menschen in Not durch die Verschreibungspflicht und übergriffige, vorurteilsbehaftete Predigten schlecht aufgeklärter Ärzt*innen und Apotheker*innen vor große Hürden gestellt. Erfreulicherweise ist die »Pille danach« seit 2015 in deutschen Apotheken endlich rezeptfrei erhältlich.

Verhütungsmythos enttarnt:
Entgegen den Bedenken des damaligen Bundesgesundheitsministers haben Menstruierende 2015 nicht damit begonnen, die »Pille danach« wahllos einzunehmen (O-Ton Jens Spahn: »Die Pille danach ist kein Smartie.«).[25]

Bis heute wird an der Rezeptur hormoneller Verhütungsmittel gearbeitet, um deren Nutzen zu verbessern und die Nebenwirkungen zu reduzieren. Und obwohl die heutigen Pillen wesentlich weniger Risiken mit sich bringen als zu Zeiten der Zulassung von Anovlar, führt die wachsende Sensibilität für Gesundheit, Körperbewusstsein und Selbstbestimmung innerhalb der Bevölkerung nun erneut zu einem Imagewandel der Pille: weg von der gefeierten, zur Selbstbestimmung ermächtigenden, feministischen Verhütungsmethode hin zur Bedrohung durch hormonelle Fremdbestimmung, die in unser Empfinden von Weiblichkeit und unsere körperliche Gesundheit eingreift.

Zudem wird der Ruf nach gleichberechtigter Verhütung lauter. So löste das Kondom 2023 tatsächlich nach einem halben Jahrhundert der Pillen-Dominanz die hormonelle Variante wieder als beliebtestes Verhütungsmittel Deutschlands ab. Was hat das zu bedeuten? Ist das ein Rückschritt oder vielmehr ein Fortschritt? Für mich ist diese Entwicklung Ausdruck von veränderten Bedürfnissen und bestärkt meine Überzeugung.

Höchste Zeit für eine gleichberechtigte Verhütung

Im Schweinsgalopp ging es eben durch die Geschichte der Verhütungsmittel. Aber Moment mal. Fehlt da nicht was? Bis auf die Sterilisation und das Kondom stehen Frauen/Menstruierende im Zentrum der Betrachtung und in der Verantwortung. Ich stehe zwar gerne im Mittelpunkt und habe auch kein Problem damit, Verantwortung zu übernehmen, doch sollte diese nicht bei allen Beteiligten liegen, unabhängig von ihrem Geschlecht? Warum gibt es so wenig Auswahl für Männer und Menschen, die Spermien bilden? Tja, das ein oder andere gäbe es da schon. Überlegungen zu einer hormonellen Verhütung für den Mann/Menschen mit Penis geistern bereits seit Jahrzehnten durch die Labore. Anstelle des Östrogens ist hier Testosteron der hormonelle Hauptdarsteller. Im Zuge der Forschung erkannte man zudem, dass zur Unterdrückung der Spermienproduktion auch Gestagene hilfreich sind. Allerdings kam die Marktreife der »Pille für die Frau« schneller und damit verlor sich der Anreiz zur weiteren Forschung. Schließlich seien ja die Menstruierenden die Leidtragenden ungewollter Schwangerschaften und riefen nach Gleichberechtigung. Aber sieht so Gleichberechtigung aus?

Dennoch brodeln seither verschiedene Ansätze zur sogenannten männlichen Verhütung unter der Labortischoberfläche, kommen aber noch nicht so recht zum Vorschein. Geforscht wird an thermischen Methoden, hormonellen Therapien mit Testosteron und Gestagenen in Form von Spritzen, Gelen und Tabletten, einem Schalter als Blockade für den Samenleiter und sogar an Enzymen und Pflanzenstoffen, die die Spermienbeweglichkeit beeinflussen. Näheres zu den einzelnen Methoden erfährst du in Kapitel 3. Jetzt kommen wir erst mal zu den Gründen, warum kaum jemand etwas über diese Forschungsansätze weiß und es noch keine der Innovationen auf den Markt geschafft hat. Ich mach's kurz: Es ist eine Frage des Geldes.

Bis ein neues Verhütungsmedikament auf den Markt kommt, verschlingt es von der Idee bis zur Marktreife Beträge im mittleren zweistelligen Millionenbereich. Jana Pfennig, eine der Gründerinnen von Better Birth Control, eines in Deutschland ansässigen Vereins, der sich für die (Weiter-)Entwicklung neuer und nebenwirkungsarmer Verhütungsmittel für alle Geschlechter einsetzt, darüber aufklärt und politische Arbeit leistet, schätzte in einem Interview mit dem Bayerischen Rundfunk, dass sich dieser Betrag zwischen 30 und 50 Millionen Euro bewegt.[26] Dagegen wirken die 2 Millionen von Katharine MacCormick niedlich. Auch Medizinprodukte, die ohne Hormone oder Enzyme auskommen, müssen sich auf Investitionen im ein- bis zweistelligen Millionenbereich einstellen, wie ich in Gesprächen mit den Expert*innen und Tüftler*innen zur Zeugungsverhütung erfahren habe, auf die ich später noch zu sprechen komme. Das ist ein Haufen

Asche. Wer bisher die Gelder dafür springen lässt? Private Investor*innen, Stiftungen, Visionär*innen und Menschen wie du und ich, die sich in Crowdfunding-Kampagnen für eine gleichberechtigte Verhütung einsetzen. Big Pharma hält sich zurück. Aber warum? Befürchten die Konzerne, sich selbst Konkurrenz zu machen? Oder sind konservative Leitungsebenen nicht an gleichberechtigter Verhütung interessiert? Man hört auch immer mal wieder das Argument, dass der Bedarf zu klein und der Markt zu schwer zu erobern wäre. Wie bitte?

Diese Behauptungen motivierten mich, zwischen Weihnachten und Silvester 2023 spontan eine Umfrage in meinem Freundes- und Bekanntenkreis zu starten. Innerhalb von 3 Tagen nahmen 23 Männer teil. Hier ist das Ergebnis: 60 % wollen explizit mehr Verantwortung in Sachen Verhütung übernehmen und zeigen sich offen für Innovationen, 30 % wollen besagte Innovationen erst mal über einen angemessenen Zeitraum beobachten und 10 % sehen sich bereits durch ihre gewählte Methode ausreichend in der Verantwortung. Keine Person hat angegeben, sich der Verantwortung entziehen zu wollen, weil Verhütung »Frauensache« sei. Jetzt würde ich schon sagen, dass ich insgesamt eher aufgeschlossene und coole Menschen in meinem Umfeld habe, ist ja klar. Aber frag du doch auch mal in deinem Freundeskreis herum. Wenn du erläuterst, um was es geht und was alles möglich sein kann, wette ich, dass du mehr offene Türen einrennen wirst, als du vielleicht denkst.

Da aber eine privat durchgeführte Umfrage nicht sonderlich repräsentativ ist, habe ich auch eine offizielle Datenerhebung für dich. Die US-amerikanische Stiftung Male Contraceptive Initiative spricht in ihrer Anfang 2019 veröffentlichten internationalen Marktanalyse zum Bedarf an Verhütungsinnovationen für Männer und Menschen, die Spermien bilden, eine deutliche Sprache: Allein der US-Markt ist mit 19 Millionen potenziellen Käufer*innen gigantisch. Zwischen 39 % (USA) und 76 % (Bangladesch) aller Befragten waren sogar daran interessiert, eine neue Verhütungsmethode gleich im Jahr der Markteinführung auszuprobieren.[27] Anfänglich zeigte sich zwar etwas mehr Zurückhaltung bei den Angehörigen der Nationen, die generell mehr Auswahl an Methoden zur Verfügung haben. Klar ist jedoch: Der Wunsch nach reproduktiver Autonomie ist ein weltweites Bedürfnis, auch bei Männern/ Menschen mit Penis.

Schon gewusst?
Der Verein Better Birth Control hat unlängst erreicht, dass das Thema Verhütung – inklusive Forschungsförderung und der Forderung nach kostenloser Verhütung für alle – in die Wahlprogramme vieler großer Parteien aufgenommen wurde (auf ihrem Instagram-Kanal schreiben sie, welche.)

Nicht erst einmal in unserer Geschichte standen Verhütungsinnovationen für Männer/spermienbildende Menschen bereits kurz vor dem Durchbruch und scheiterten bzw. wurden ausgebremst. Das lag allerdings nicht ausschließlich an fehlender Finanzierung. Als Gründe wurden u.a. potenzielle nicht tolerierbare Nebenwirkungen, darunter Stimmungsschwankungen, depressive Verstimmungen, Suizidgedanken, eine veränderte Libido, Kopfschmerzen, Gewichtszunahme mit veränderter Fettverteilung in als weiblich angesehenen Arealen, Akne, ein unangenehmes Anwendungsschema sowie die nicht abschließend geklärte Frage nach einer Erhöhung des Krebsrisikos für Hoden und Prostata und einer hundertprozentigen Reversibilität genannt.

Da stellt man sich berechtigterweise die Frage, warum einige dieser Nebenwirkungen für Frauen/Menschen mit Gebärmutter seit über 60 Jahren tolerabel sein sollen, aber für Menschen, die Spermien produzieren, nicht. Sprechen wir hier von Geschlechtsblindheit? Müsste man die »Pille für die Frau« dann nicht auch vom Markt nehmen? Tatsächlich würden Präparate wie Enovid mit ihrem hohen Risikoprofil heute keine Marktzulassung mehr bekommen. Die Pille von heute ist jedoch deutlich niedriger dosiert als ihre Vorläufer und ihr Risiko-Nutzen-Profil rechtfertigt ihre Zulassung.

Und genau an dieser Stelle dürfen wir neu denken. Bis dato orientiert sich dieser Nutzen allein an der Biologie. Da Menschen ohne Gebärmutter nicht schwanger werden können, hätten sie nach dieser Logik mit weniger körperlichen Konsequenzen zu rechnen und müssten ergo weniger Risiken in Kauf nehmen. Diese Sichtweise ist in einer gleichberechtigten Beziehung natürlich überholt. Zwar ist primär der schwangere Körper Veränderungen unterworfen, aber Eltern werden schließlich beide. Mir ist durchaus bewusst, dass unsere Gesellschaft noch weit entfernt ist von gerecht geteilter Care-Arbeit und umfassender Gleichberechtigung, aber da wollen wir hin. Ein frischer Blick auf die Verhütungsverantwortung ist ein wichtiger Schritt in diese Richtung.

In gewisser Weise verstehe ich gut, dass man(n) angesichts der in jüngeren Generationen verbreiteten Skepsis Hormonen gegenüber nicht die Hand heben und stellvertretend für ihre Vorfahren Buße tun wollen, frei nach dem Motto: »Nach 60 Jahren weiblicher Aufopferung bin jetzt ich an der Reihe, den Hormoncocktail zu schlucken und mir potenziell zu schaden.« Gerade wenn bereits schlechte Erfahrungen mit hormoneller Empfängnisverhütung beobachtet wurden, klingt die Option einer Hormonspritze, eines Gels oder einer Pille nicht gerade verlockend als Möglichkeit der Zeugungsverhütung. Auch thermische Methoden wirken zugegebenermaßen im ersten Moment befremdlich. Aber so ähnlich haben die Damen und Herren im 19. Jahrhundert wohl auch auf das Diaphragma reagiert, und heute ist es ein alter Hut.

Damit die Forschung zur sogenannten männlichen Verhütung weitergeht, brauchen wir Menschen, vor allem diejenigen mit Penis und Hoden, die sich mutig für eine gerechte Verhütung einsetzen. Sie müssen ihren Bedarf lautstark äußern und es als absolute Notwendigkeit deklarieren, dass ihre Interessen als kaufkräftige, bisher im Schatten der sogenannten weiblichen Verhütung vergessene Zielgruppe wahrgenommen werden. Außerdem braucht es Investor*innen, die diesen Bedarf ernst nehmen und die Forscher*innen in ihren Laboren unterstützen. Denn es wird keine neue Methode auf den Markt kommen, solange kein Geld in die Entwicklung fließt.

Aber eine Frage hätte ich dann doch noch. War es nicht die Pille, die den Menstruierenden in den 1960er-Jahren endlich den Freifahrtschein für berufliche und sexuelle Selbstbestimmung gebracht hat? Gilt sie nicht als Auslöser der sexuellen Revolution? Warum wird sie jetzt als ein Übel dargestellt oder soll gar abgeschafft werden? Dieser Auffassung kann ich mich nicht anschließen. Danke, liebe Pille, dafür, dass du uns den Gedankenraum eröffnet hast, dass der Mensch selbst entscheiden kann, ob, wann und wie viele Kinder er/sie/*they* haben möchte. Wir haben mittlerweile gecheckt, wie der Hase läuft. Jetzt geht es um Gleichberechtigung und Selbstbestimmung 2.0. Viele Menstruierende haben Bock auf ihren Zyklus. Warum sollten sie ihn nicht erleben dürfen? Was ist daran unvernünftig, wenn man mittlerweile so viel mehr über den Zyklus weiß und damit auch, dass die bewusste Anwendung von hormonfreier Verhütung sicher funktioniert? Zudem kann auch der Mann/ spermienbildende Mensch stärker in die Verhütungsverantwortung gehen. In diesem Buch rolle ich der gleichberechtigten Verhütung den roten Teppich aus.

Kapitel 3:

Welche Verhütungsmittel und -methoden gibt es?

Verhütungsmethoden im Überblick

Als ich einer guten Freundin von diesem Buchprojekt erzählte, fragte sie mich, ob es überhaupt so viele Verhütungsmittel gäbe, um ein ganzes Buch damit zu füllen. In diesem Moment wusste ich: Dieses Buch ist mehr als überfällig. Es gibt zahlreiche Möglichkeiten für Sie, Ihn oder *them* und ich hoffe, dass es in Zukunft noch einige mehr geben wird, um das ganze Spektrum gleichberechtigter zu gestalten. Aber bleiben wir zunächst im Heute: In diesem Kapitel erwartet dich ein Überblick über die derzeit gängigsten Verhütungsmethoden – mit und ohne Hormone – und ein Ausblick auf zukünftige Möglichkeiten. Die erste Frage gilt dabei meist der Sicherheit. Um diese einschätzen zu können, kommst du am Pearl-Index nicht vorbei – und den schauen wir uns als Erstes an.

Der Pearl-Index – das Maß aller Dinge?

Der Pearl-Index, kurz PI, ist das bekannteste Maß für die Sicherheit eines Verhütungsmittels. Benannt wurde er nach dem Biologen Raymond Pearl, der in den 1920er- und 1930er-Jahren zur Fruchtbarkeit forschte und nach einer Methode suchte, mit der sich die Zuverlässigkeit eines Verhütungsmittels wissenschaftlich und statistisch abbilden ließ.

Der Pearl-Index gibt unter 100 Frauen die Anzahl von Schwangerschaften an, zu denen es bei Anwendung des jeweiligen Verhütungsmittels binnen eines Jahres (12 bzw. 13 Zyklen) gekommen ist. Je kleiner der PI, als desto sicherer gilt die Methode. Häufig wird eine Spanne angeführt, z. B. beim Kondom von 2 bis 13. Aber wie ist das nun zu verstehen? Das Kondom kann relativ sicher sein, muss es aber nicht? Ganz genau.

Zunächst einmal ist es wichtig zu wissen, dass sich hinter dem PI unterschiedliche Begriffe verbergen können. Die erste Zahl bezeichnet zumeist die sogenannte **Methodensicherheit**, auch als Perfect-Use- oder Method-Pearl-Index bekannt. Sie gibt darüber Auskunft, zu wie vielen Schwangerschaften es trotz perfekter Anwendung des Verhütungsmittels gekommen ist. Das ist sozusagen der theoretische PI, also wenn alles glatt läuft. Wie du weißt, stimmen Theorie und Praxis aber selten zu 100 % überein. So wird als zweite Zahl häufig die sogenannte **Gebrauchs- oder Anwendungssicherheit** genannt, also die Anzahl von Schwangerschaften bei üblichem Gebrauch, bei dem nun mal Fehler passieren können. Also gewissermaßen der praktische PI.

Nun ist es natürlich so, dass die individuelle Sicherheit zunimmt, je häufiger und bewusster ein Verhütungsmittel angewendet wird. Deine persönliche Anwendungsroutine und deine Bereitschaft, bewusst mit dem jeweiligen Verhütungsmittel umzugehen, werden im PI nicht abgebildet. Lass dich also von einer etwaigen breiten Spanne nicht irritieren. Zudem ist nicht immer eindeutig gekennzeichnet, welcher der beiden Indizes sich hinter der PI-Angabe verbirgt. Und noch eine andere Tatsache, die vielen Nutzer*innen oft gar nicht so klar ist, schränkt die Aussagekraft des PI ein: Es gibt keinen Standard für die zugrunde liegenden Datenerhebungen, wie die Anzahl und Dauer der Studien, die Größe der untersuchten Fallgruppen, deren Altersstruktur, Häufigkeit der Sexualkontakte, Anwendungsroutinen oder die Frage, ob den Teilnehmer*innen der jeweiligen Studie die verwendete Methode gefällt.

Die führenden Expert*innen zur Verhütung, wie die der AWMF-Leitlinie für nicht-hormonelle Empfängnisverhütung[28], empfehlen wegen der erheblichen Ungenauigkeiten des PI, diesen nicht mehr als wissenschaftlichen Parameter zur Einschätzung der Verhütungssicherheit zu verwenden, sondern vielmehr auf die Gebrauchssicherheit und die Methodensicherheit zu schauen. Leider gibt es nicht für jede Methode, insbesondere für Barrieremethoden, ausreichend Daten. Zudem wurden diese größtenteils in den USA erhoben, weshalb sie nur mit Einschränkungen auf den DACH-Raum (Deutschland, Österreich, Schweiz) übertragbar sind. Aber du weißt ja ohnehin nun, dass die genannten Indizes nur ein Anhaltspunkt für deine individuelle Situation sein können.

Im Folgenden findest du eine Übersicht zu den PI der verschiedenen Verhütungsmethoden, die in diesem Buch beleuchtet werden, samt Angabe der deutschen und internationalen Quellen, an denen ich mich in der Beratung orientiere. Sofern vorliegend, habe ich die Methodensicherheit mit »M« und die Gebrauchssicherheit mit »G« gekennzeichnet. »/« bedeutet, dass in der jeweiligen Quelle keine Angaben gemacht wurden.

Alle Indizes gelten für das erste Jahr der Anwendung.

Methode	WHO[29]	pro familia[30]	CT[31]	Anmerkungen
Coitus interruptus	4 (M) 20 (G)	4–18	4 (M) 20 (G)	M = 4 beruht nur auf Schätzungen
Kalendermethoden	5 (M) 12 (G) Standard Days	9	15–19 (G) Calendar Rhythm 5(M) 13 (G) Standard Days	Angaben zu Standard Days gelten nur für regelmäßige Zyklen (26–32 Tage)
Temperaturmethoden	/	/	1–2 (M) 6–10 (G) Natural Cycles Method	Studie von Döring (1967): 0,8 (M, bei Enthaltsamkeit in der ersten Zyklusphase) bis 3,1 (M
Zervixschleimbeobachtung (Billings)	3 (M) 23 (G)	/	3 (M) 23 (G)	
Symptothermale Methoden	< 1 (M) 2 (G)	0,4–1,8 Sensiplan®	0,4 (M) 2 (G) Sensiplan®	Voraussetzungen: Verzicht auf Sex an fruchtbaren Tagen und korrekt erlernt

Methode	WHO[29]	pro familia[30]	CT[31]	Anmerkungen
Kondom	2 (M) 13 (G)	2–12	2 (M) 13 (G)	
Kupferspirale ≥300 mm²	0,6 (M) 0,8 (G)	0,3–0,8	0,6 (M) 0,8 (G)	nach WHO G = 2 nach 10 Jahren
Kupferkette	/	vergleichbar Kupferkette	/	Herstellerangabe Gynefix® PI 0,1–0,5
Kupfer(perlen)ball	/	/	/	Ähnliche Werte zur Kupferkette und -spirale vermutet, allerdings fehlen die Daten
Diaphragma + Gel	16 (M) 21 (G)	1–20	16 (M) 17 (G)	
Spermizid/Schaumzäpfchen	18 (M) 28 (G)	3–21	16 (M) 21 (G)	alleinige Anwendung
Portiokappe + Gel **a. Menschen, die Kinder geboren haben** **b. ohne Geburten**	a. 26 (M) 32 (G) b. 9 (M) 16 (G)	6	22 (M, G) zur FemCap®	Zur derzeit in Deutschland verfügbaren Portiokappe gibt es keine aussagekräftigen Studien (Angabe pro familia); im Allgemeinen wohl ähnlich Diaphragma
Femidom	5 (G) 21 (M)	5–25	5 (M) 21 (G)	
Sterilisation der Frau/des Menschen mit Eileiter	0,5 (M,G)	0,2–0,3	0,5 (M,G)	nach WHO G = 2 nach 10 Jahren
Sterilisation des Mannes/Menschen mit Samenleiter	0,1 (M) 0,2 (G)	0,1	0,1 (M) 0,15 (G)	
Mikropille (KOK)	0,3 (M) 7 (G)	0,1–0,9	0,3 (M) 6–7 (G)	
Verhütungsring	0,3(M) 7 (G)	0,4–0,65	0,3 (M) 7 (G)	
Verhütungspflaster	0,3(M) 7 (G)	0,72–0,9	0,3 (M) 7 (G)	
Minipille (POP)	Nicht Stillende: 0,3 (M), 7(G) Stillende: 1(M),3(G)	0,5–3	0,3 (M) 6–7 (G)	

Methode	WHO[29]	pro familia[30]	CT[31]	Anmerkungen
Hormonspirale	0,2 (G,M)	0,16	0,3 (M) 0,4 (G)	Herstellerangaben nach: Kyleena® 0,16 Mirena® 0,2 Jaydess® 0,4
Hormonimplantat	0,1 (M,G)	0–0,08	0,1 (M) 0,1–0,3 (G)	Versager beruhen auf einer fehlerhaften Einlage
Dreimonatsspritze	0,2 (M) 4 (G)	0,3–0,88	0,2 (M) 2–4 (G)	
Keine Verhütung	85 (G,M)	85	85 (M,G)	abhängig von Alter, Begleiterkrankungen
Laktationsamenorrhoemethode	<1 (M) 2 (G)	/	0,5–1,5 (M) 2 (G)	Angaben gelten nur, in den ersten 6 Monaten der Stillzeit, wenn ausschließlich gestillt wird, Abstände ≤ 4 bis 6 Stunden, keine Hilfsmittel wie Schnuller verwendet werden, bislang keine Periode auftrat

Als besonders sicher gelten Indizes im Null-Komma-irgendwas- bis Eins-Komma-irgendwas-Bereich. Das heißt, es sollten in einem Jahr maximal 1 von 1000 bis 1 von 100 Menstruierenden unter der Anwendung eines Verhütungsmittels schwanger werden. Allen, die nun schockiert sind, dass es trotz regulärer Anwendung eines Verhütungsmittels immer noch zu einer Schwangerschaft kommen kann, sei gesagt: Das einzige Verhütungsmittel mit einem Pearl-Index von 0 ist die sexuelle Abstinenz oder eine bereits eingetretene Schwangerschaft. Das Leben ist nicht in jedem Detail berechenbar, und niemand ist perfekt: Materialschäden können auftreten, die Spirale kann unbemerkt verrutschen, die Pille kann vergessen oder in ihrer Wirkung beeinflusst werden, der Zyklus kann aus den verschiedensten Gründen aus der Reihe tanzen oder du vergisst ihn zu beobachten und so weiter. Die absolute Kontrolle über alle Lebensbereiche ist und bleibt – leider oder vielleicht zum Glück – eine Utopie. Wer Sex hat, geht immer ein gewisses Risiko ein, dass eine Schwangerschaft eintritt, auch wenn dieses Risiko durch eine informierte, bewusste Verhütung sehr überschaubar gehalten werden kann.

Mit Blick auf die sichere Anwendung frage ich mich, um welchen Faktor sich die Angaben wohl durch den gesellschaftlichen Wandel verändern würden, wenn sie auf aktuellen Studien basierten. Denn die meisten Studien wurden ja schon vor einer ganzen Weile durchgeführt. Die jungen Menschen von heute sind jedoch viel aufgeklärter und gehen offener mit ihrer Sexualität um als frühere Generationen. So erlebe ich das zumindest. Eine zunehmende Kenntnis des eigenen Körpers und fallende Schambarrieren sollten sich doch positiv auf Anwendungsfehler auswirken, meinst du nicht? Angesichts des wachsenden Wunsches nach nicht hormoneller Verhütung und dadurch auch steigender Anwendungsroutine könnten neue Studien die Gebrauchssicherheit nicht hormoneller Methoden deutlich aufpolieren.

Worauf ist (eher) kein Verlass?

Mit dem PI (M und G) als Orientierungshilfe schauen wir uns nun einmal die Verhütungsmethoden an, die in alleiniger Anwendung als unsicher eingestuft werden. Zudem gilt für alle im Folgenden vorgestellten Methoden, dass sie keinen Schutz vor sexuell übertragbaren Erkrankungen (STIs) bieten.

Der Coitus interruptus

Verhütungsmythos enttarnt:
»Ich zieh ihn einfach raus, das ist kein Problem. Da passiert nix.« Glaube niemals – ich betone: niemals – diesen Typen!

Der Coitus interruptus war zu allen Zeiten mangels Alternativen und dank spontaner Durchführbarkeit eine gängige Verhütungsmethode. Die lateinische Bezeichnung bedeutet »unterbrochener

Geschlechtsverkehr«. Der Penis wird kurz vor dem Orgasmus aus der Vagina gezogen, damit der Samenerguss außerhalb des Körpers stattfindet. Leider gibt es bei dieser Methode drei große Denkfehler. Erstens schaffen viele es nicht, den Penis rechtzeitig zurückzuziehen, und dann landet das Ejakulat doch im möglicherweise empfängnisbereiten Schoß. Eine perfekte Durchführung, also die Methodensicherheit, wurde auf 4 geschätzt – allerdings nie bewiesen. Und mal ganz ehrlich: Wer vermag in Ekstase schon perfekt zu kalkulieren? Bei typischer Anwendung hingegen, von der ich in diesem Fall ausgehe, sind es sage und schreibe bis zu 20 Menschen, die innerhalb eines Jahres trotzdem schwanger werden. Zweitens: Samenflüssigkeit entfleucht dem Penis bereits vor dem Orgasmus. Hast du schon mal etwas vom Lusttropfen gehört? Auch wenn er nicht die Menge und Dichte an Spermien wie der finale Samenerguss aufweist und teilweise nicht einmal Spermien darin enthalten sind, bleibt die Unsicherheit, ob sich in diesem edlen Tropfen nicht doch das entscheidende Glücksschwimmerli befindet. Es soll sogar vorkommen, dass Spermien noch aus der vorangegangenen Ejakulation in der Harnröhre auf ihren Einsatz lauern. Und drittens: Selbst wenn die Ejakulation außerhalb der Vagina stattfindet, kann Sperma von anderen Körperstellen wie dem Venushügel oder dem Damm in die Vagina gelangen. Damit meine ich nicht, dass die Spermien auf der Hautoberfläche eine Pilgerfahrt antreten, sondern vielmehr, dass durch Verwischen oder Herunterrinnen des Ejakulat der Transfer in die Vagina unbeabsichtigt schneller geschieht als gedacht.

Schon gewusst?
Als Coitus reservatus wird der bewusste und willentliche Verzicht auf den Samenerguss während der sexuellen Interaktion bezeichnet. Er gilt aber auch als eher fehleranfällig.

Die Kalendermethode (nach Knaus-Ogino)

Die Biologie von Frauen/Menschen mit Eierstöcken unterliegt einem Rhythmus, der ihnen nur an bestimmten Tagen im Monat ermöglicht, schwanger zu werden. Und wer diese Tage herausfindet, kann die Wahrscheinlichkeit erhöhen, schwanger zu werden oder eben eine Schwangerschaft zu verhindern. Kalendermethoden sollen dabei helfen, das fruchtbare Fenster des aktuellen Zyklus durch die Analyse vorangegangener Zykluslängen einzugrenzen. Die als Erstes beschriebene und auch bekannteste Formel dafür bietet die Kalendermethode nach Knaus-Ogino. Als Berechnungsgrundlage wird hierbei die durchschnittliche Zykluslänge aus mindestens 6, besser noch 12 Zyklen ermittelt. Dann werden 18 Tage von der kürzesten Zykluslänge abgezogen, um den frühestmöglichen fruchtbaren Zeitpunkt zu ermitteln, und 11 Tage von der längsten Zykluslänge, um den spätesten fruchtbaren Tag zu markieren. Diese starre Rechenformel berücksichtigt jedoch nicht den Fall, dass im aktuellen Zyklus etwas anders laufen kann als gewohnt. Faktoren wie Stress, intensiver Sport, längere Hunger- oder Fastenperioden oder eine Krankheit können den Zyklus spontan und unbemerkt aus dem Takt bringen. Mehr als eine besorgte Studierende saß schon bei mir im Sprechzimmer, weil sich kurz vor dem Examen ihre Periode verschoben hatte. Auch ein Gebrauchsindex von bis zu 19 weist darauf hin, dass wir uns bei der Kalendermethode fernab von einer sicheren Verhütung bewegen.

Schon gewusst?

Die Prognosen vieler Zyklus-Apps basieren ausschließlich auf den Daten vorangegangener Zyklen und sind daher zu vage, um eine sichere Verhütung zu gewährleisten.

Ein ähnlicher Ansatz liegt der »Standard Days«-Methode zugrunde, die in erster Linie für sehr einfache Bedingungen in Entwicklungsländern entwickelt wurde. Hierbei wird pauschal angenommen, dass zwischen dem 8. und 19. Zyklustag Fruchtbarkeit vorliegt. Voraussetzung ist, dass die Zyklen regelmäßig und zwischen 26 und 32 Tage lang sind. Dann könne laut WHO ein PI von 5 bis 12 erreicht werden.[32] Eine Zykluskette mit verschiedenfarbigen Perlen kann helfen, sich an die fruchtbaren Tage zu erinnern.

Die Zervixschleimbeobachtung (nach Billings)

Bei der Billings-Methode wird die Fruchtbarkeit ermittelt, indem täglich die Beschaffenheit des Schleims beobachtet wird, den die Drüsen des Gebärmutterhalses (Zervix) produzieren. Dieser verändert sich nämlich im Zyklus unter dem Einfluss des Östrogens und du kannst ihn ganz ohne abgefahrene Apps oder Messgeräte allmorgendlich mit deinen Fingern am Vaginaleingang ertasten und mit bloßem Auge beurteilen.

Zu Beginn des Zyklus ist der Zervixschleim kaum sichtbar, weil er nach der Periode zäh und dickflüssig den Gebärmutterhals abdichtet. Vagina und Vulva fühlen sich in dieser Zeit oft trockener an als sonst. Je näher der Eisprung rückt und je höher damit auch die Östrogenkonzentration steigt, desto dünnflüssiger und durchsichtiger wird der Schleim. Dadurch kann er vom Gebärmutterhals in Richtung Vaginalausgang fließen und wird sicht- und spürbar. Diese Konsistenz macht ihn für Spermien leichter durchschwimmbar. Zum Höhepunkt der Fruchtbarkeit, dem Eisprung, bekommt der Zervixschleim eine fast ölige Konsistenz und lässt sich ähnlich wie rohes Eiweiß zwischen Daumen und Zeigefinger aufspinnen. Nach dem Eisprung wird der Zervixschleim wieder dickflüssiger und vergleichsweise klumpig.

Der Interpretationsspielraum bei der Beurteilung ist allerdings recht groß und der Umgang damit will gelernt sein. Eine Gebrauchssicherheit zwischen 23 und 28 spricht klar gegen die alleinige Anwendung. International sind noch weitere Methoden beschrieben, die auf den Erkenntnissen der Billings-Familie basieren, wie etwa die Modified Mucus Method, die Creighton-Methode oder die TwoDay Method (TDM). Allerdings muss der

Zervixschleim immer zusammen mit der Basaltemperatur beobachtet werden, um damit so sicher verhüten zu können, wie man es sich hier und heute wünscht.

Die Temperaturmethode (nach Döring)

Temperaturmethoden machen sich den Anstieg der Basaltemperatur im Verlauf des Zyklus zunutze, um den Eisprung festzustellen. Wie du bereits weißt, steigt deine Körpertemperatur in Ruhe infolge des Progesteron-Anstiegs in der zweiten Zyklusphase um 0,2 bis 0,5 °C. Prinzipiell braucht man für diese Verhütungsmethode also nur ein Thermometer und die Verabredung mit sich selbst, es jeden Tag in Ruhe – in der Regel vor dem Aufstehen ungefähr um dieselbe Uhrzeit – und auf dieselbe Art und Weise zu verwenden.

Sucht man nach einem PI für diese Methode, stößt man auf die Ergebnisse einer Studie, die Gerhard Döring 1967 durchgeführt hat: Beschrieben wird hier ein PI von 0,8 bis 3,1 bei perfekter Anwendung sowie von 0,8 bei Enthaltsamkeit in der ersten Zyklusphase.[33] Das klingt erst mal exzellent. Aber mal ehrlich, wer will ausgerechnet in der Zyklusphase auf Sex verzichten, in der man von Natur aus am meisten Lust hat? Ist man bereit, Abstriche bei der Sicherheit zu machen, kann nach mehrmonatiger Zyklusbeobachtung das unfruchtbare Zeitfenster zu Beginn des Zyklus ermittelt werden.

Davon abgesehen hält das Leben immer auch potenzielle Störfaktoren wie Krankheiten, Medikamente, Alkohol, durchwachte Nächte mit Kleinkindern, auf einer Party oder bei der Arbeit bereit, die unerwartete Ausschläge auf deinem Thermometer bewirken können und die es richtig zu interpretieren gilt. Dafür gibt es Regeln. Aktuelle Daten zur Gebrauchssicherheit bei alleiniger Nutzung kenne ich nicht, allerdings möchte ich diese Empfehlung aussprechen: Um wirklich sicher mit Temperaturbeobachtungen zu verhüten, solltest du eine symptothermale Methode wählen, also auch den Zervixschleim im Blick behalten.

Zykluscomputer

Achtung: Hinter dem Begriff Zykluscomputer können sich zwei komplett unterschiedliche Methoden verbergen. Schon länger bekannt sind die hormonbasierten Ovulationstests mit Teststäbchen, die anhand des steilen LH-Anstiegs im Urin den Eisprung ermitteln. Du erinnerst dich? Das luteinisierende Hormon LH löst bei hoher Konzentration den Eisprung aus. Allerdings variieren die LH-Verläufe von Zyklus zu Zyklus und von Mensch zu Mensch so stark, dass hieraus keine sichere Verhütungsformel abgeleitet werden kann.[34]

Relativ neu sind Zykluscomputer, die temperaturbasiert arbeiten. Es gibt herkömmliche Modelle, die man genauso wie ein normales Thermometer nutzt, aber auch innovative Sensoren, die wie ein Tampon in die Vagina eingeführt werden. Die solcherart ermittelte Basaltemperatur wird ausgewertet und direkt in deine App übertragen. Dadurch soll der unbequemen und fehleranfälligen Durchführung der allmorgendlichen Basaltemperaturmessung per Hand begegnet werden. Ich bin gespannt, wie sich solche Ansätze auf die Verhütungssicherheit auswirken werden. Zur Zeit gelten sie als experimentell, da die Datenlage bisher zu dünn ist, und daher gibt es auch keinen PI.

Verhütungsmythos enttarnt:

Als experimentelle Ansätze – und damit nicht zur sicheren Verhütung geeignet – gelten Hormontests in Urin oder Speichel, periphere Körpertemperaturmessungen durch Armbänder oder Fingerringe, das Messen der nächtlichen Pulsrate, von CO_2 in der Atemluft oder des elektrischen Widerstands in Speichel oder Vagina.

Nicht hormonelle Verhütung

Immer mehr Menstruierende verspüren den Wunsch, hormonfrei zu verhüten – und setzen ihn auch in die Tat um. Es geht ihnen um Körperbewusstsein und gesundheitliche Selbstbestimmung und Selbstwirksamkeit. Zudem wird die Einnahme von Hormonen heute viel kritischer betrachtet als früher. Eine sichere hormonfreie Verhütung ist definitiv möglich. Es kann allerdings bedeuten, aktiv mehr Verantwortung zu übernehmen – dessen sollte man sich bei der Entscheidungsfindung bewusst sein.

Da die hormonelle Verhütung in Deutschland in den vergangenen Jahrzehnten mit einer Quote von über 50 % unter den Menstruierenden alle anderen Methoden deutlich hinter sich ließ, fühlte man sich manchmal regelrecht exotisch, wenn man ernsthaft über hormonfreie Alternativen nachdachte. Doch das Blatt hat sich unlängst gewendet: Die jüngste Erhebung der BZgA, für die im August und September 2023 in Deutschland 1001 sexuell aktive Erwachsene im Alter zwischen 18 und 49 Jahren befragt wurden, erbrachte die sensationelle Nachricht, dass das gute alte Kondom mit 53 % die Pille mit nur noch 38% als beliebtestes Verhütungsmittel abgelöst hat.[35] Der Trend geht also glasklar zu hormonfreier Verhütung. Das hormonfreie Repertoire hat allerdings einiges mehr zu bieten als das Kondom und ist in Sachen Verhütungssicherheit sogar mit der Pille vergleichbar. Also schauen wir mal genauer hin, was hier alles möglich ist, auch an Kombinationen.

Die Natürliche Familienplanung als symptothermale Methode

Unter dem Oberbegriff NFP tummeln sich Methoden, die sich mit der Temperatur- und/oder Zervixschleimbeobachtung befassen. Reine Kalendermethoden zählen übrigens nicht dazu, aber häufig wird alles in einen Topf geworfen. Kein Wunder, dass der Ruf der NFP nicht der beste ist und sie sogar unter den meisten Ärzt*innen als »eher was für Experimentierfreudige« gilt.

Wenn ich von sicherer NFP spreche, beziehe ich mich ausschließlich auf symptothermale Methoden – also Methoden, in denen die Basaltemperatur und der Zervixschleim gemeinsam beobachtet werden – und insbesondere auf das gut erforschte Regelwerk der Arbeitsgruppe NFP, das unter dem Namen Sensiplan® bekannt ist. Denn dieser ist im DACH-Raum am weitesten verbreitet, und obendrein gibt es eine Top-Studienlage. Der Sensiplan® bietet mit einer Methodensicherheit von 0,4 und einer Gebrauchssicherheit von 1,8 eine ähnliche Verhütungssicherheit wie die Pille – unter zwei Bedingungen: In den als fruchtbar ermittelten Tagen muss auf Sex verzichtet werden und man sich ganz genau an alle in der Methodik definierten Regeln zur Auswertung halten. Wenn du während der fruchtbaren Tage Sex haben möchtest, solltest du auf Barrieremethoden zurückgreifen, und dann zählt die Sicherheit der jeweiligen Barrieremethode. Das sachgemäße Erlernen der symptothermalen Methode mit all ihren Regeln ist für die Verhütungssicherheit essenziell, nach meinem Dafürhalten idealerweise im Rahmen eines zertifizierten NFP-Kurses oder mit eine*r Berater*in. So soll nach nur ein bis drei Zyklen sicher verhütet werden können. Unsicher werden symptothermale Methoden erst, wenn man vom Regelwerk abweicht.

Du fragst dich, warum du das nicht weißt oder dir das deine Gynäkolog*in noch nie erzählt hat? Ganz einfach: Das Erlernen dieser Methode ist weder fester Bestandteil der gynäkologischen Weiterbildung noch allgemein sonderlich bekannt. Ich habe zum ersten Mal auf einem Medizinkongress davon gehört. Damals war ich schon Fachärztin und auf der Suche nach einer sicheren hormonfreien Verhütung für mich selbst. Bis dato kannte ich die symptothermale Methode nur vage zur Planung einer Schwangerschaft. Bei regelmäßigem Sex ohne zu verhüten könne damit die Wahrscheinlichkeit, binnen eines Jahres schwanger zu werden, von durchschnittlich 85 % auf 92 % gesteigert werden – je nach Altersgruppe. Warum also nicht im Umkehrschluss das Wissen über die fruchtbaren Tage auch zum Verhüten nutzen? Genial. Nach diesem Vortrag stand fest: Dieses sichere NFP-Ding muss ich unbedingt selbst ausprobieren!

Aber dann kamen mir gleich Zweifel. Ist es nicht viel zu zeitaufwendig und kompliziert, sich derart intensiv mit dem Zyklus zu befassen? Heute sage ich: Das ist Ansichtssache. Wenn du Lust auf das ultimative Zyklusbewusstsein hast, ist die NFP deine beste Begleiterin. Zum Reinschnuppern hier mal in Kürze die wichtigsten Eckpunkte für dich:

1. Miss täglich deine Basaltemperatur

Du kannst dafür ein Digitalthermometer mit zwei Nachkommastellen verwenden und vaginal, rektal oder oral messen. Eine Messung sollte 3 Minuten dauern und idealerweise immer ungefähr zur gleichen Zeit, auf jeden Fall jedoch auf dieselbe Weise erfolgen. Sollte das Timing für dich ein Problem sein, weil du z. B. im Schichtdienst arbeitest oder einfach mal ausschlafen möchtest, kann die Basaltemperatur auch nach mindestens einer Stunde Ruhepause gemessen werden.

Schon gewusst?

Herkömmliche Digitalthermometer piepsen vor Ablauf von 3 Minuten und messen in der Regel nicht über den Signalton hinaus weiter. Spezielle Basalthermometer haben einen integrierten Timer.

Im symptothermalen Regelwerk ist genau definiert, wie ein Temperaturanstieg aussehen muss, damit man von einem Eisprung ausgehen kann, und wie sich daraus die fruchtbaren Tage ableiten lassen. Zudem wird der Umgang mit möglichen Ausreißern der Temperatur aufgrund von Störfaktoren wie Alkoholkonsum, Stress, exzessiver Sport, Schwankungen im Tag-Nacht-Rhythmus oder Reisen definiert. Hier weiter ins Detail zu gehen, würde leider den Rahmen dieses Buches sprengen. Lektüreempfehlungen zur symptothermalen Methode findest du im Anhang. Doch keine Sorge: Was für dich beim ersten Blick vielleicht nach höherer Mathematik aussieht, kann man in wenigen Zyklen lernen und verstehen.

Verhütungsmythos enttarnt:
Dein Zyklus muss nicht regelmäßig sein, damit du die NFP anwenden kannst, und auch die Temperaturkurve muss nicht zwingend von Schichtdienst & Co. durcheinandergebracht werden.

2. Beobachte täglich Zervixschleim oder Gebärmutterhals

Wie ich es bereits im Abschnitt zur Zervixschleimbeobachtung nach Billings beschrieben habe, wandelt sich der Zervixschleim mit steigender Östrogenkonzentration in der Follikelphase von nahezu unsichtbar über weiß-bröckelig hin zu cremig/milchig und wird immer flüssiger und klarer, bis er ganz durchsichtig und ölig ist und sich ähnlich wie rohes Eiweiß zwischen Zeigefinger und Daumen zu Fäden spinnen lässt. Die NFP klassifiziert diesen Wandel nach Aussehen und Empfinden im Vaginalbereich und arbeitet zur Auswertung mit einer speziellen Symbolik.

Auch Gebärmutterhals und Muttermund verändern sich im Laufe des Zyklus. Nach der Menstruation ist der Gebärmutterhals mit dem Finger gut tastbar. Seine Konsistenz ist fest, der Muttermund ist geschlossen. Zum Eisprung wandert der Gebärmutterhals in Richtung oben innen. Die Konsistenz wird weicher und der Muttermund öffnet sich etwas. Faszinierend. Hast du das schon mal bei dir beobachtet?

Verhütungsmythos enttarnt:
Wer zu kurze Finger hat, um den Gebärmutterhals zu ertasten, ist raus bei der NFP? Absolut nicht. Das Tasten ist nicht zwingend nötig.

3. Wende das Prinzip der doppelten Kontrolle an *(Double-Check)*

Die symptothermale Methode hebt sich von nicht kombinierten Methoden dadurch ab, dass sie mit doppelter Kontrolle arbeitet. Das heißt: Welche Beobachtung auch immer als Erstes Alarm schlägt, läutet die fruchtbare Zeit ein. Ab sofort muss zusätzlich verhütet werden, bis das Regelwerk wieder grünes Licht gibt. Das ist übrigens entweder am Abend des dritten Tages nach dem Schleimhöhepunkt oder am dritten Tag nach dem signalgebenden Temperaturanstieg der Fall.

Gemäß Sensiplan® dokumentierst du deine Beobachtungen klassischerweise auf einem Zyklusblatt, das heißt: alle Temperaturmessungen, die Symbolik des Zervixschleims sowie die Tage der Menstruation, aber auch weniger spezifische Symptome wie Mittelschmerz und Brustspannen und natürlich etwaige Störfaktoren. Du machst deine Auswertung also analog mit Stift auf Papier. Das Sensiplan®-Zyklusblatt gibt es online zum kostenfreien Download. Möglicherweise denkst du jetzt, dass für dich die Dokumentation in einer App praktischer wäre. Denn wer hat das Handy nicht überall dabei? Außerdem könnte die App für dich das Regelwerk mit im Auge behalten. Das kann ich gut nachvollziehen. Allerdings ist es empfehlenswert, zuerst die Regeln der NFP selbst zu beherrschen, bevor man digitale Helferlein miteinbezieht. Zudem gelten für die Verhütung zugelassene Apps bislang noch als experimentell, auch wenn sie einem erprobten Regelwerk unterliegen.

Schon gewusst?
Weltweit gibt es noch weitere symptothermale Methoden ähnlich dem Sensiplan®, wie etwa die Methode der Couple to Couple League oder die Methode nach Thyma oder CLER und ältere Methoden wie die von Rötzer, die allerdings wegen unzureichender Studienlage und/oder fehlender Verbreitung hierzulande kaum Relevanz haben.

Was ich an der NFP liebe, ist, dass sie dich intensiv in Kontakt mit deinem Zyklus bringt und klare Anhaltspunkte für deine Gesundheit liefert, indem sie dir z. B. aufzeigt, ob ein Eisprung stattgefunden hat oder ob deine Zykluslänge oder Blutung ein normales Muster aufweisen. Es können sogar Zyklusstörungen damit erkannt werden.

Die symptothermale Methode zur Verhütung zu nutzen, ist mit Neugier, Mut zum Körperbewusstsein und Übung verbunden. Ohne Frage ist das Handling aufwendiger als bei anderen Verhütungsarten. Für einige Menschen mag es sicherlich schwer sein, die Beobachtungen in ihren Alltag zu integrieren. Viele haben auch einfach keine Lust, sich so intensiv mit dem eigenen Körper zu beschäftigen und Tag für Tag ihre Beobachtungen zuverlässig zu dokumentieren. Andere finden es eine Zeit lang gut und kommen dann wieder davon ab. Alles ist vollkommen okay und nachvollziehbar. Noch vor ein paar Jahren konnte ich mir selbst nicht vorstellen, dass ich mal bei der NFP lande. Diejenigen, die jetzt Lust bekommen haben, intensiver einzusteigen, möchte ich daher gerne dazu ermutigen. NFP ist definitiv weder Hexenwerk noch *Mission impossible* und kann deinen Weg zu einem zyklusbewussten Leben sehr bereichern.

Schon gewusst?
Falls es dir nicht um Verhütung geht, sondern um das Kennenlernen deines Zyklus, möchte ich dir mein Zyklusblatt sowie mein Zyklustagebuch wärmstens empfehlen. Angepasst an die Inhalte meines Ratgebers *Mein PMS und ich. Vor den Tagen endlich wohlfühlen* begleitet dich das Tagebuch mit Raum für geführte Notizen, Fragen zur Selbstwahrnehmung, Alltagstipps, Motivation und Inspiration für jede Zyklusphase. Du findest beide auf meiner Website.

Checkliste:

- ☐ Seriöses NFP-Buch mitsamt Regelwerk lesen und verstehen.
- ☐ Täglich Basaltemperatur messen.
- ☐ Täglich Zervixschleim anschauen, alternativ Gebärmutterhals/ Muttermund betasten.
- ☐ Täglich Körperbeobachtungen auf geeignetem Zyklusblatt notieren.
- ☐ Störfaktoren beachten.
- ☐ Idealerweise NFP-Kurs machen oder von Berater*in begleiten lassen.
- ☐ Wird oft in Kombination mit den Barrieremethoden angewandt (vor allem Kondom oder Diaphragma).
- ☐ Die Verhütungsverantwortung kann geteilt werden.
- ☐ Kosten: einmalige Anschaffungskosten für ein Basalthermometer, ggf. Honorar für Kurs/Beratung
- ☐ Nach dem Regelwerk von Sensiplan® sicher verhüten mit einem PI von 0,4 bis 1,8, sofern auf Sex in der fruchtbaren Phase verzichtet wird. Sonst zählt in dieser Zeit der PI der kombinierten Methode.
- ☐ Schützt nicht vor STIs!

Das Kondom

Das Kondom war und ist bis heute das einzige, allseits bekannte und akzeptierte Verhütungsmittel, das nicht nur vor einer Schwangerschaft, sondern auch vor sexuell übertragbaren Infektionen (STIs) schützt. Das macht Kondome unverzichtbar im Leben eines jeden sexuell aktiven Menschen, der verantwortungsvoll mit seiner Sexualität umgeht. Weltweit gehören Kondome zu den meistverwendeten Verhütungsmitteln, und auch in Deutschland stehen sie seit Neuestem ja wieder als beliebtestes Verhütungsmittel auf Platz 1 des Siegertreppchens.

Zum Glück haben sich Qualität, Tragekomfort und Verhütungssicherheit im Laufe der Zeit erheblich weiterentwickelt. Von dicken Tierdärmen oder Baumwollüberzügen sind wir inzwischen weit entfernt. Heutzutage werden Kondome in der Regel aus Polyurethan oder Polyisopren oder hochwertigem Latex hergestellt. Sie sind vegan, flexibel und hauchdünn geworden.

Kondomhersteller werben gern mit dem Attribut »gefühlsecht«. Bei den Anwender*innen gehen die Meinungen darüber auseinander. Ich finde, dass dem Kondom in puncto gefühlsecht ein viel zu schlechtes Image anhängt. Wir sprechen heute über 0,06 Millimeter im Vergleich zu 2 Millimetern früherer Zeiten! Trotzdem scheuen viele Menschen mit Penis (oder Paare) vor der Anwendung zurück, schlicht weil sie nicht das passende Exemplar für sich gefunden haben. Spätestens seit Einführung der latexfreien Variante gibt es jedoch Optionen für jedermensch – in glatt, genoppt und sogar mit Erdbeergeschmack.

Und natürlich sind Lust und Feuchtigkeit wichtige Parameter der Empfindung, die von mehr Faktoren beeinflusst werden als nur von der Nutzung eines Gummis. Zudem kann mit Gleitgel nachgeholfen werden. Von mit Spermiziden beschichteten Kondomen wird abgeraten, da diese sowohl das Material als auch die Vaginalschleimhaut angreifen können und so das Risiko für die Übertragung von STIs und auch Harnwegsinfektionen erhöhen.

Schon gewusst?
Für den Analverkehr gibt es etwas robustere Exemplare mit einer Wandstärke von 0,1 mm; diese werden aber nicht generell empfohlen. Gleitgel ist beim Analverkehr allerdings ein *Must-have*.

Die Sicherheit von Kondomen wird vielfach noch immer angezweifelt, was sicherlich auch an der großen Spanne des PI zwischen 2 und 13 liegt. Und bestimmt jede*r von uns hat schon einmal von einem geplatzten Kondom gehört oder kennt die Situation, wie ich, aus eigener Erfahrung. Daher gilt fürs Kondom wie auch für alle anderen Verhütungsmittel: Es geht nichts über die korrekte und bewusste Anwendung. Beim Kondom hältst du bzw. haltet ihr als Sexualpartner*innen euer Glück gleich in vielerlei Hinsicht in den eigenen Händen: Öffne die Verpackung vorsichtig an den dafür vorgesehenen Seitenzacken. Verwende hierfür keine scharfen Gegenstände wie eine Schere oder ein Messer, denn damit könntest du unbemerkt das Material beschädigen. Auch spitze Fingernägel sind potenzielle Lochpiekser. Beachte beim Überziehen des Kondoms über den erigierten Penis, dass keine Luftblasen entstehen und das Reservoir am Ende des Gummischlauchs frei bleibt als Depot fürs Ejakulat. Nach dem Höhepunkt sollte das Kondom möglichst zeitnah noch am erigierten Penis abgerollt und im Hausmüll (nicht in der Toilette, das verstopft die Abflussrohre!) entsorgt werden. Sonst besteht das Risiko, dass es sich in den Tiefen der Vagina verliert oder Sperma am klein gewordenen Penis vorbeiläuft und doch in die Vagina gelangt.

Es lohnt sich, die richtige Passgröße zu finden. Das wirkt sich nicht nur auf den Tragekomfort aus, sondern scheint aus Anwender*innenperspektive auch das Risiko zu senken, dass ein Kondom reißt oder verrutscht. Studien legen sich in diesem Punkt allerdings nicht fest. Die BZgA hat übrigens in ihrer Broschüre ein Kondometer zum Ausschneiden in den Einband integriert, mit dem man bequem den Umfang des erigierten Penis messen und so die Kondomgröße ermitteln kann. Ein einfaches Maßband ohne scharfe Kanten tut es natürlich auch. Die Standardbreite eines Kondoms von 52 mm entspricht einem Penisumfang von etwas mehr als 10,5 cm und eine Kondomgröße von 60 mm einem Penisumfang von etwas mehr als 12,0 cm und so weiter. Achte also lieber ehrlich darauf, ob du bzw. ihr eher XS oder XXL brauch(s)t – Größe ist eh nicht alles.

Kondome gibt es sowohl in der Drogerie als auch in Apotheken und sogar auf Disco-Toiletten in Automaten zu kaufen. Die Kosten bewegen sich von wenigen Cent pro Stück in der Großpackung bis hin zu ca. 2 Euro pro Stück im Automaten. Neben der Passgröße solltest du auf die Qualität achten. Ich greife ausschließlich zu renommierten Marken mit gültiger Qualitätszertifizierung. Dabei können zusätzliche Eigenschaften wie beispielsweise extra Gleitgel oder verschiedene Texturen für erhöhtes Vergnügen sorgen.

Jedes Kondom, das in Deutschland verkauft wird, muss eine CE-Kennzeichnung aufweisen, das heißt, dass die Herstellung der internationalen Norm EN ISO 4074 entspricht. Diese besagt, dass das Kondom mindestens 16 cm lang sein und abhängig von der Breite ein Mindestaufnahmevolumen garantieren muss. Zudem wird seit 1981 das Qualitätssiegel der Deutschen Latex-Forschungs- und Entwicklungsgemeinschaft (DLF) erteilt.

Schon gewusst?
Latexfreie Kondome reißen statistisch gesehen ein wenig häufiger als welche aus Latex. Gleiches gilt fürs Abrutschen. Dadurch begründet sich ein etwas geringerer Schutz vor STIs.

Ein klassischer Fehler in der Nutzungshistorie von Kondomen ist die Verwendung abgelaufener Exemplare oder solcher, die schon 100 Jahre in Portemonnaies auf ihren Einsatz gewartet haben oder auf der Fensterbank in der Sonne lagen. Denn Alter, Hitze, aber auch Frost oder anderer mechanischer Stress kann das Material brüchig werden lassen. Daher verwende sie im Jahr des Kaufes oder achte zumindest auf das Ablaufdatum. Im Schnitt liegt die Haltbarkeit bei 5 Jahren. Verwende außerdem keine Gleitmittel, die nicht explizit für Kondome geeignet sind, wie ölbasierte Hautpflege oder Vaseline. Auch Vaginalzäpfchen oder homöopathische Tinkturen können die Textur angreifen. Genaue Infos, welches Gleitgel zu deinem Kondomtyp passt, findest du in der Verpackungsbeilage.

Der große Vorteil von Kondomen im Vergleich zu anderen Verhütungsmitteln ist, dass sie quasi als einzige (abgesehen vom Femidom) vor vielen STIs schützen. Hierzu zählt vor allem die Infektion mit dem HI-Virus. Bei optimaler Anwendung wird eine Effektivität von 95 % angenommen, eine Meta-Analyse des unabhängigen Netzwerks Cochrane spricht von 80 %[36]. Die medikamentöse Senkung der Viruslast unter die Nachweisgrenze senkt das Ansteckungsrisiko bei Sex mit einer HIV-positiven Person natürlich noch um ein Vielfaches. Auch im Hinblick auf alle anderen STIs, wie Syphilis, HPV (humane Papillomviren), Hepatitis, Chlamydien oder Herpes, verringert das Kondom das Ansteckungsrisiko. Die Übertragung geschieht überwiegend über Schleimhautkontakt (manchmal auch Blut) und nicht nur beim zirkludierenden Geschlechtsverkehr (also Vagina nimmt Penis auf). So kann ein aufgeschnittenes Kondom als Lecktuch beim Oralverkehr Schutz bieten, wenn kein eigens dafür hergestelltes Dental Dam zur Hand ist.

Schon gewusst?

Einen sicheren Schutz gegen HP-Viren, die u. a. für die Entstehung von Gebärmutterhalskrebs verantwortlich sind, bietet nur eine Impfung. Sie wird ab einem Alter von 9 Jahren für alle Geschlechter und idealerweise vor dem ersten sexuellen Kontakt empfohlen und kann prinzipiell in jedem Alter nachgeholt werden. Du bist nicht geimpft? Besprich gern mit deine*r Gynäkologin oder Hausärzt*in, ob eine Impfung sinnvoll wäre.

Egal wie du verhütest, kein Mensch ist vor Verhütungspannen gefeit. Wenn das Kondom dennoch reißt oder abrutscht, gilt es erst mal Ruhe zu bewahren und zügig die richtigen Schritte einzuleiten. Wasche deine Vagina kurz mit Wasser aus – nutze keine Desinfektionsmittel, Cola oder andere Verrücktheiten, wie du sie im Kapitel zur Geschichte der Verhütung gelesen hast – und suche die Apotheke deines Vertrauens oder eine gynäkologische Fachpraxis auf, um dich bezüglich einer Notfallkontrazeption beraten zu lassen. Zudem kann es sinnvoll sein, sich nach einem angemessenen Zeitraum in einer ärztlichen Praxis auf STIs testen zu lassen oder sich womöglich – bei bekannter HIV-Infektion des/der Geschlechtspartner*in – zu einer Postexpositionsprophylaxe, kurz PEP, beraten zu lassen. Sollte der Sex nicht im Konsens passiert sein, verwische bitte keine Spuren, indem du dich und deine Klamotten wäschst, sondern wende dich sofort an die Polizei einen Arzt/eine Ärztin.

Checkliste:

- ☐ Richtige Größe ermitteln.
- ☐ Qualitätssiegel, Lagerung und Ablaufdatum beachten.
- ☐ Vorsichtig und früh genug aufziehen. Nach dem Sex zügig und sorgsam abziehen.
- ☐ Bei Bedarf Gleitgel verwenden.
- ☐ Mögliche Allergien beachten (z. B. gegen Latex).
- ☐ Kosten: wenige Cents bis Euros pro Kondom.
- ☐ Hier steht die Zeugungsverhütung im Fokus.
- ☐ Sicher verhüten mit einem PI von 2 bis 13.
- ☐ Gut kombinierbar mit NFP.
- ☐ Schützt vor STIs!

Die Kupferspirale, die Kupferkette und der Kupfer(perlen)ball

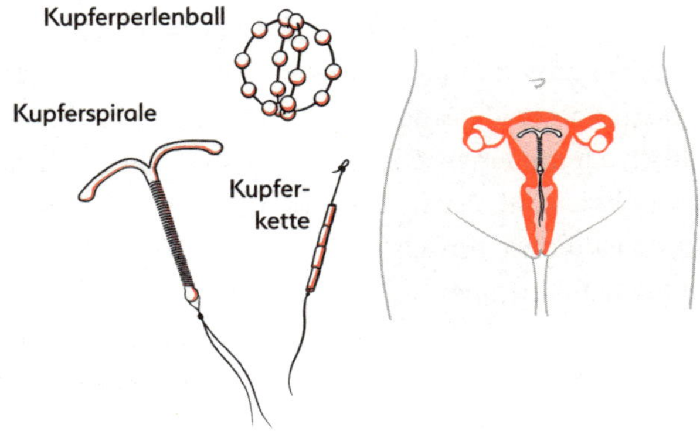

Die Verhütung mit Intrauterinpessaren (IUPs) aus Kupfer ist eine altbekannte und sehr sichere Methode, die mit der Nachfrage nach hormonfreier Verhütung aktuell wieder an Beliebtheit gewinnt. Die Kupferionen, die in der Gebärmutter freigesetzt werden, wirken in dreierlei Hinsicht verhütend: Sie stören den Aufbau der Gebärmutterschleimhaut, sie verändern den Zervixschleim und sie schränken die Beweglichkeit der Spermien ein. Dadurch bleibt der Hormonzyklus unbeeinträchtigt, aber die gesprungene Eizelle wird weder befruchtet noch kann sie sich einnisten.

Trotz unveränderter Wirkweise haben sich die IUPs hinsichtlich Größe, Form und Risikoprofil seit den 1930er-Jahren deutlich weiterentwickelt. Die heutigen Kupferspiralen bestehen aus einem kleinen anker- oder T-förmigen Kunststoffstäbchen und sind mit einer Länge von 2,4 bis 3,8 cm erheblich kleiner und flexibler geworden. Um den Kunststoff ist bei der Spirale ein feiner Kupferdraht gewickelt. Eine Kupferoberfläche ab 300 mm^2 hat sich in Studien als besonders effektiv erwiesen. Manche Modelle enthalten noch eine Goldlegierung oder einen Silberkern, denen – bisher ohne abschließenden Beweis – eine bessere Haltbarkeit sowie eine antibakterielle und antifungizide Wirkung nachgesagt werden.

Daneben gibt es Abwandlungen dieses Prinzips in Form der Kupferkette und des Kupferperlenballs. Die Kupferkette besteht aus vier bis sechs kleinen Kupferröhrchen, die auf einem zarten, reißfesten Faden aufgereiht sind. Am Ende des Fadens befindet sich ein Knoten, der mit einer sehr feinen Nadel in die Gebärmutterwand geschoben wird. Nach 2 Wochen ist die Verankerung fest von der Muskulatur umschlossen. Der Kupferball besteht aus mehreren kleinen Kupferperlen, die kreisförmig auf einem biegsamen, reißfesten Faden aufgefädelt sind. In der Gebärmutter nimmt er eine kugelige Form mit einem Durchmesser von ca. 1,5 cm an.

Je nach Modell und Wunsch können Kupfer-IUPs zwischen 3 und 5 Jahren, teilweise sogar 7 bis 10 Jahre für Verhütungssicherheit sorgen. Dabei können sie jederzeit früher gezogen werden. Die Kosten für das Einsetzen (einschließlich Beratung und Untersuchung) liegen aktuell für Kupfer-IUPs zwischen 200 und 500 Euro, abhängig vom Modell und dem Preis der Praxis für die Einlage. Dabei sind die Spiralen günstiger als die Kette und der Ball. Hinzu kommen Kosten von jeweils ungefähr 40 Euro für die sonografischen Lagekontrollen, die 6 Wochen nach dem Einsetzen und danach alle 6 Monate empfohlen werden. Je nach individuellem Sicherheitsbedürfnis können die Kontrollen nach dem ersten Jahr auch auf jährlich reduziert werden und im Rahmen des Igel-Vorsorge-Ultraschalls geschehen – da sollte man dann nichts extra zahlen. Vor Vollendung des 21. Lebensjahres könnten die Kosten der Spiraleneinlage eigentlich von den gesetzlichen Krankenkassen übernommen werden. In der Realität wird das jedoch häufig abgelehnt oder die Erstattung ist nicht kostendeckend. Deshalb informiere dich in diesem Fall, wie deine Kasse und Ärzt*in hier vorgeht.

Schon gewusst?
Für Menschen mit eingeschränkten finanziellen Möglichkeiten subventionieren manche soziale Einrichtungen wie pro familia die Spiraleneinlage. Solche Angebote gelten auch für Auszubildende und Studierende.

Kupfer-IUPs sind eine sichere Verhütungsmethode für alle Menschen, die über einen längeren Zeitraum hormonfrei verhüten möchten und nach einer Lösung suchen, an die sie nicht jeden Tag denken müssen. Da sie keine Hormone abgeben, sind sie auch für Menschen mit metabolischen Risikofaktoren wie z. B. Adipositas, Herz-Kreislauf-Erkrankungen oder Insulin- und Fettstoffwechselstörungen geeignet.

Eher von ihrem Einsatz abgeraten wird, wenn eine sehr starke Periodenblutung mit starken Krämpfen vorliegt, denn diese könnten dadurch noch verstärkt werden. Du merkst schon, wenn ich drei Mal »stark« in einem Satz schreibe, möchte ich damit zum Ausdruck bringen, dass das echt oft vorkommt und du absolut nicht unterschätzen solltest, wie stark Menstruierende bluten können. Nicht selten werden Kupferspiralen aus diesem Grund vorzeitig wieder entfernt. Auch Blutungsstörungen, eine Immunschwäche mit erhöhtem Infektionsrisiko oder chronische vaginale Infektionen sprechen gegen ein IUP. Wenn es Veränderungen in der Gebärmutter gibt, wie Myome (gutartige Muskelknoten) oder Schleimhautpolypen oder Adenomyose (der Endometriose ähnliche Zellen in der Gebärmutterwand) oder eine Uterusanomalie, kann es sein, dass Kupfer-IUPs nicht infrage kommen. Das wird aber im Vorfeld mittels Ultraschall abgeklärt. Wer eine Kupferallergie hat, ist ohnehin raus.

Hinsichtlich der Schmerzen beim Einsetzen und Entfernen sollen sich die drei Kupfer-Varianten nur wenig voneinander unterscheiden. Nach dem zu schließen, was ich gehört und gesehen habe, ist die Einlage der Spirale vergleichsweise am angenehmsten. Aber natürlich kommt es auch auf die Erfahrung des Arztes oder der Ärztin beim Einlegen, die Beschaffenheit deiner Gebärmutter und deine Schmerzempfindlichkeit an.

Die meisten Studienergebnisse zur Verhütungssicherheit gibt es natürlich zur klassischen Spiralenform. Statistisch gesehen verrutschen Kette und Ball anfangs etwas häufiger als die Spirale und werden ausgeschieden. Ist der Knoten der Kette allerdings fest verankert, verrutscht nix mehr. Also, entweder sie fällt komplett raus oder sitzt eben richtig. Die Träger*in kann so durch das Ertasten des Fadens selbst kontrollieren, ob alles okay ist, so dass Lagekontrollen per Ultraschall gar nicht zwingend nötig sind. Die Kupferkette kann nur bei einer gewissen Stärke der Gebärmutterwand verwendet werden, was bei jüngeren Menschen nicht immer gegeben ist. Dabei könnte ihr Einsatz in genau dieser Gruppe sinnvoll sein, weil die Kette so klein und beweglich ist. Zudem soll es etwas seltener zur Verstärkung der Periodenblutungen und Krämpfen kommen. Zum Kupferperlenball gibt es bisher kaum Studien und daher nur wenige Empfehlungen.

Schon gewusst?
Unter jedem IUP-Typ können Zwischenblutungen auftreten, auch der Hormonspirale, und vor allem in den ersten 3 bis 6 Monaten

Über das Einsetzen von Spiralen kursieren wahnsinnig viele abenteuerliche Gerüchte, die ich hoffentlich etwas entschärfen kann. Ich bin ehrlich: Manche Menschen empfinden das Einsetzen von IUPs als extrem schmerzhaft. Andere beschreiben den Vorgang mehr als drückend und pieksend. Und wiederum andere liegen irgendwo dazwischen. Neben der individuellen Schmerzempfindlichkeit spielen verschiedene weitere Faktoren eine Rolle, etwa ob man schon ein Kind geboren hat, wie der Muttermund beschaffen ist, wo man gerade im Zyklus steht und – sehr wichtig – wie erfahren die Person ist, die das IUP einsetzt. Natürlich kann allein die Vorstellung, was da gerade passiert, schon als psychologischer Trigger für Angst und Schmerzen wirken.

Es wird zur Zeit nicht allgemein empfohlen, vor dem Eingriff Schmerz- oder Beruhigungsmittel einzunehmen. Prinzipiell kannst du das natürlich in Absprache mit dem Arzt/der Ärztin trotzdem tun. Es gibt außerdem die Möglichkeit einer Lokalanästhesie am Gebärmutterhals, sollten Schwierigkeiten beim Einsetzen zu erwarten sein, und sogar eine Kurznarkose wäre möglich. Normalerweise wird der Narkoserisiken wegen aber davon abgeraten. Manche Gynäkolog*innen geben vorab ein Medikament, das den Gebärmutterhals weicher machen soll. Hierzu fehlt jedoch die Studienevidenz, was natürlich nicht heißt, dass es keine guten Dienste leisten kann.

Damit du dir den Vorgang besser vorstellen kannst, schildere ich dir den Ablauf einer Spiraleneinlage: Du machst dich frei und setzt dich auf den gynäkologischen Stuhl. Mittels Ultraschall wird die Länge der Gebärmutter gemessen und es werden mögliche Kontraindikationen, die das Einsetzen problematisch machen, ausgeschlossen. Auch ein Schwangerschaftstest vorab ist wichtig. Dann stellt sich die oder der Gynäkolog*in mittels Spekulum eine gute Sicht auf den Gebärmutterhals ein, erfasst den Gebärmutterhals gewöhnlich (nicht immer) mit einem zangenähnlichen Instrument (das kann pieksen), zieht ihn ein Stückchen nach vorne (das kann ziehen), misst die innere Gebärmutterlänge mit einer Sonde und führt die Spirale vorsichtig mit einem Führungsstab in die Gebärmutter ein (das kann drücken). Die Spirale entfaltet sich in der Gebärmutter, sobald man den Führungsstab entfernt. Um die richtige Stelle zu finden, verfügt der Führungsstab über ein Zentimetermaß. Zum Schluss wird der Faden auf ca. 2 cm gekürzt, so dass er beim Sex nicht stört und nach Ende der Tragedauer als Rausziehbändchen dienen kann. Abschließend wird per Ultraschall kontrolliert, ob die Spirale gut sitzt. Das Einsetzen von Ball und Kette verläuft prinzipiell ähnlich, die Kette wird zudem oben in der Gebärmutterwand mit einer kleinen Nadel am Knoten mit etwas Druck verankert. In den ersten Tagen nach einer IUP-Einlage sind leichte Blutungen und Krämpfe häufiger; starke Blutungen, Schmerzen und auch Fieber sollten hingegen unbedingt ärztlich kontrolliert werden. Auch das Ziehen nach Ablauf der Tragezeit kann schmerzhaft sein, muss es aber nicht. Gerade Menschen, die die Einlage als sehr schmerzhaft empfanden, haben verständlicherweise große Angst davor und sind dann oftmals überrascht, dass das Ziehen viel weniger unangenehm ist. Im Zuge des Ziehens kann auch direkt ein Wechsel erfolgen. Am besten eignet sich zur Einlage der Zeitraum am Ende der Menstruation bis maximal zum 7. Zyklustag, wenn der Muttermund noch leicht geöffnet und eine Schwangerschaft sicher auszuschließen ist. Ist der Faden nach innen gerutscht, kann zum Entfernen eine kurze Narkose nötig sein.

Schon gewusst?

Wenn du mit den Fingern deinen Muttermund erreichst, kannst du den Faden sogar ertasten. Aber bitte nicht dran ziehen! Sagt der Faden beim Sex der Eichel Hallo, kann er von der oder dem Gynäkolog*in gekürzt werden.

Mögliche Risiken nach dem Einsetzen des IUPs sind Blutungen, Infektionen oder das Verrutschen und Ausscheiden des IUPs, die sogenannte Expulsion. Wenn es zu einer Expulsion kommt, dann erfolgt diese etwas häufiger in den Wochen unmittelbar nach dem Einsetzen bis zum Ablauf des ersten Jahres und eher bei Menschen, die eine starke und schmerzhafte Periode haben, nach kürzlich stattgefundener Geburt, bei sehr jungen Frauen, bei bekannter Adenomyose bzw. Myomen oder wenn die Spirale bereits beim ersten Versuch ausgeschieden wurde. Das Risiko, dass Letzteres beim nächsten Versuch wieder passiert, liegt bei 40 %, weshalb man sich wirklich gut überlegen darf, ob man es nochmal wagt. In diesen Fällen kann auch die Kette eine sinnvolle Alternative sein.

Alle Risiken und Nebenwirkungen sollten im Vorfeld in einem ausführlichen Beratungsgespräch mit deinem*r Gynäkolog*in beleuchtet werden. Sehr selten wird eine Perforation der Gebärmutterwand beschrieben. Wenn trotz IUP eine Schwangerschaft eintritt, ist das Risiko einer Fehlgeburt oder einer extrauterinen Schwangerschaft erhöht. Ist die Schwangerschaft intakt, wird in Abhängigkeit zur Lage des Embryos geschaut, ob die Spirale besser gezogen werden sollte oder nicht. So dramatisch und schwerwiegend diese Risiken sind, sie treten extrem selten auf.

Verhütungsmythos enttarnt:
Lange Zeit galt Unfruchtbarkeit als gefürchtetes Risiko bei Spiralen. Das ist heute nicht mehr so. Statistisch gesehen gibt es nur noch ein leicht erhöhtes Infektionsrisiko, vor allem in den Wochen nach der Einlage.[37]

Zum Schluss noch eine wichtige Info, an die du vielleicht im ersten Moment gar nicht denkst. Wer ein IUP trägt, egal ob mit Hormonen oder Kupfer, sollte höchstwahrscheinlich besser auf die Nutzung von Menstruationstassen verzichten. Denn durch den Unterdruck, den die Cups erzeugen, könnte die Spirale beim Herausnehmen versehentlich gezogen werden. Auch könnte beim Ziehen des Cups der Faden der Spirale erwischt werden. Binden, Periodenunterwäsche, Tampons, freie Menstruation und wahrscheinlich auch die neuen Discs, die keinen Unterdruck erzeugen, sollten problemlos möglich sein. Offizielle Empfehlungen, welches Menstruationsutensil unter dem IUP empfohlen ist, gibt es aufgrund der fehlenden Datenlage nicht.

Checkliste:

- ☐ Per Ultraschall checken lassen, ob ein IUP für deine Gebärmutter geeignet ist.
- ☐ Achtung: IUPs verstärken oft Periodenblutungen und -krämpfe.
- ☐ Eine Schwangerschaft und ggf. STIs vorab ausschließen.
- ☐ Ggf. mögliche Kostenzuschüsse im Vorfeld abklären.
- ☐ Nach Einlage lieber keine Menstruationstassen benutzen.
- ☐ Liegedauer 3 bis 5 Jahre, manche Modelle bis zu 10 Jahre.
- ☐ Verschreibungspflichtig
- ☐ Kosten: je nach IUP zwischen 200 und 500 Euro, plus ca. 40 Euro für empfohlene Ultraschallkontrollen alle 6 Monate, ggf. nach dem ersten Jahr jährlich.
- ☐ Sicher verhüten mit einem PI von 0,3 bis 0,8 (Kupferspirale) bzw. 0,1 bis 0,5 (Kupferkette). Valide Aussagen zum Kupferperlenball liegen nicht vor.
- ☐ Schützt nicht vor STIs!

Das Diaphragma und die Portiokappe

Zwei weitere altbewährte Barrieremethoden, die mit einer routinierten Handhabung und in Kombination mit spermienhemmenden oder spermiziden Gelen eine zufriedenstellende Verhütungssicherheit erreichen können, sind das Diaphragma und die Portiokappe. Von zufriedenstellend kann allerdings nur dann die Rede sein, wenn alles richtig sitzt und etwas Übung im Spiel ist. Daher schauen wir uns einmal genauer an, wie die beiden Methoden funktionieren.

Das **Diaphragma** ist eine flache, flexible Scheibe aus Silikon, die ins hintere Vaginalgewölbe eingeführt wird, so dass sie vor dem Gebärmutterhals liegt und diesen bedeckt. In Deutschland gibt es aktuell zwei Modelle: ein ovales in Einheitsgröße

(Caya®) – das laut Herstellerinformation rund 90 % der Anwender*innen passen sollte – und ein rundes (Singa®) in 7 verschiedenen Größen. Für den besten Schutz wird empfohlen, die größtmögliche Passform zu wählen, die noch bequem ist. Aus Beraterungsperspektive soll die all-fits-one-Lösung nämlich nicht immer die beste Variante sein.

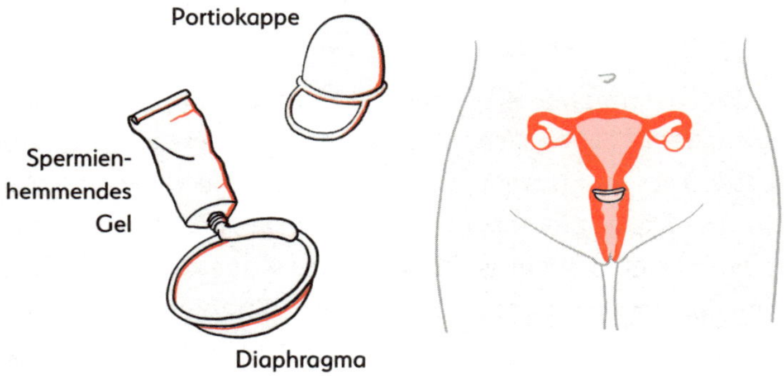

Ein Diaphragma kann in Kombination mit einem auf Milchsäurebasis hergestellten spermienhemmenden Gel oder spermiziden Gel angewandt werden, das auf dessen Innenseite und den Rand aufgetragen wird. Die Milchsäure senkt den pH-Wert der Vaginalflora vor Ort und sorgt dafür, dass die heranpirschenden Schwimmerlis super lahm werden. Spermizide Gele mit dem Wirkstoff Nonoxynol 9 sind rezeptpflichtig und nur noch über internationale Apotheken bestellbar. Übrigens: Eine rein chemische Verhütung mit spermiziden Gelen, Cremes oder Schaumzäpfchen wird heutzutage nicht mehr empfohlen, weshalb ich sie nicht weiter thematisiere.

Schon gewusst?
Lieber die Spermien zu töten, als sie zu verlangsamen, ist nicht unbedingt besser. Denn das Spermizid kann die Vaginalflora reizen und scheint Harnwegs- und auch vaginale Infektionen sowie die Übertragung von STIs zu fördern. Hinsichtlich der Sicherheit zeigen Studien zwischen den beiden Geltypen keinen wesentlichen Unterschied. Daher ist die Milchsäurebasis zu bevorzugen.

Wer das Diaphragma oder eine Portiokappe benutzt, sollte kein Problem damit haben, sich selbst vaginal zu untersuchen und die eigene Zervix zu ertasten. Beim Einsetzen und Herausnehmen kann ein sogenannter Inserter oder Remover zu Hilfe genommen werden. Mit dem leicht geschwungenen Kunststoffstab gelingt es möglicherweise etwas leichter, das Diaphragma über den Gebärmutterhals zu schieben, und das Häkchen am Ende des Stabes hilft beim Herausnehmen.

Die **Portiokappe** ist im Vergleich zum Diaphragma eine etwas kleinere, dichtere Halbkugel aus Silikon, die enger am Gebärmutterhals anliegt und sich dort ansaugt. Im DACH-Raum ist zur Zeit kein Modell im Handel erhältlich, daher wird sie nur selten verwendet, und größere Anwender*innenstudien und Erfahrungswerte fehlen leider. Sie kann allerdings unter dem Namen FemCap® online im Ausland bestellt werden. Nach Herstellerinfo soll auch sie mit einem spermienhemmenden /-ziden Gel kombiniert werden, es geht aber auch ohne. Da es nur eine unzureichende Studienlage gibt, variieren die Angaben zur Sicherheit stark. Gynäkolog*innen gehen davon aus, dass diese sich in einem ähnlichen Bereich wie beim Diaphragma bewegt und stark von der Anwendungsroutine abhängt. Vor allem bei Menschen, die schon ein Kind geboren haben, scheint die Verhütungssicherheit deutlich schlechter zu sein. Und die Kappen sollen tendenziell häufiger nach dem Höhepunkt verrutschen. Führt die Zervix etwa zum Orgasmus ein Tänzchen auf?

Schon gewusst?
Wer Gleitgel verwendet, sollte darauf achten, dass dieses wasser- oder fettlöslich ist. Gele auf Silikonölbasis können Materialschäden bewirken.

Besonders cool am Diaphragma und an der Portiokappe finde ich, dass beide wirklich nur dann eingesetzt werden müssen, wenn man Sex hat bzw. kurz davor. Eine kurze Pause beim leidenschaftlichen Vorspiel wird von manchen Paaren allerdings als Lustkiller empfunden. Wer schon weiß, dass es am Abend heiß hergehen wird, kann das Einsetzen entspannt im Vorfeld planen. Die Wirkung des spermienhemmenden Gels lässt allerdings nach 2 Stunden nach, weshalb dann nachgerüstet werden muss. Du fragst dich jetzt vielleicht, ob man selbst und der oder die Partner*in das Diaphragma oder die Portiokappe beim Sex spürt? Die meisten Nutzer*innen verneinen dies, und falls doch, werden sie, sofern sie gut sitzen, kaum als störend empfunden. Aber wie du und deine Sexualpartner*innen das empfinden, könnt ihr nur selbst herausfinden.

Nach dem Sex sollen Diaphragma bzw. Kappe noch für mindestens 6 bis 8 Stunden in der Vagina belassen werden, damit keinem Spermium über die Aftershow-Party Einlass gewährt wird. Auch bei Runde Nummer 2 wird empfohlen, Gel mit dem Finger oder einer dafür vorgesehenen Applikationshilfe nachzulegen, ohne das Diaphragma oder die Portiokappe zu entfernen, sofern das 2-Stunden-Fenster überschritten ist.

Ein Diaphragma soll längstens 24 bis 30 Stunden, eine Portiokappe maximal 48 Stunden in der Vagina verweilen. Nach dem Gebrauch sollen die Teile gründlich mit Wasser gereinigt und danach trocken in einem geschützten Case aufbewahrt werden, um Infektionen zu vermeiden und die Lebensdauer zu verlängern. Zur Intimhygiene reicht natürlich auch Wasser. Fancy Duftseifen oder Duschgels mit Geruchsschnickschnack für die Vulva sind weder nötig noch gut für die Vaginalflora. Die Anschaffungskosten für ein Diaphragma oder eine Portiokappe bewegen sich jeweils zwischen 40 und 70 Euro. Beide können, je nach Herstellungsangabe und Anwendungsfrequenz, bis zu 2 Jahre verwendet werden und sind CE-zertifiziert. Eine Tube spermienhemmendes Gel mit 60 ml Inhalt enthält ca. 15 Anwendungen und kostet circa 10 Euro. Schutz vor STIs bietet das Gel nicht.

Eine gute Passform und sichere Handhabung sind bei beiden Produkten essenziell. Erwiesenermaßen steigt die Verhütungssicherheit bei Anwender*innen, die durch qualifiziertes Fachpersonal eine Einführung in die Anwendung erhalten haben. Auch wenn Diaphragma und Portiokappe frei verkäuflich sind, such dir lieber jemanden, der bei anfänglicher Nutzung den Sitz kontrolliert und dir bei Fragen zur Seite steht. Unterstützung findest du bei darin erfahrenen Gynäkolog*innen oder Einrichtungen wie pro familia oder Vereinen wie dem Feministischen Frauen Gesundheits Zentrum in Berlin.

Verhütungsmythos enttarnt:
Die eine Passform fürs ganze Leben gibt es nicht. Schon Gewichtsschwankungen von 5 bis 7 kg oder Geburten können die Größenverhältnisse in deiner Vagina verändern. Das solltest du im Blick behalten.

Es gibt anatomische Besonderheiten, wie etwa eine Senkung der Gebärmutter, schmerzhafte vaginale Läsionen oder einen Vaginismus, bei denen das Diaphragma und die Portiokappe als Verhütungsmittel eher nicht geeignet sind. Die Verwendung einer Portiokappe scheidet außerdem nach einer Konisation, einer Operation am Gebärmutterhals, aus. Zudem scheint es bei manchen Nutzer*innen etwas häufiger zu vaginalen Infektionen oder Harnwegsinfektionen zu kommen. Für Menschen, die keine Hormone einnehmen möchten und eine gute Körperwahrnehmung haben, sind das Diaphragma und theoretisch auch die Portiokappe auf jeden Fall eine gute und nebenwirkungsarme Option.

Mein Tipp:
Wer von hormonellen Verhütungsmethoden zum Diaphragma wechseln möchte, kann bereits vor der Umstellung das Handling testen. Auch die Kombination NFP und Diaphragma sind beliebt.

Checkliste:

- ☐ Einsetzen nur bei Bedarf.
- ☐ Kombination mit spermienhemmendem Gel.
- ☐ Material: zumeist Silikon.
- ☐ Nach dem Sex 6 bis 8 Stunden in der Vagina belassen.
- ☐ Größe passend wählen und durch Fachkraft kontrollieren lassen.
- ☐ Bei Gewichtsänderungen über 5 kg und nach Geburten Passform überprüfen.
- ☐ Kosten: 40 bis 70 Euro plus Gel ca. 10 Euro pro Tube.
- ☐ Frei verkäuflich. Keine Kostenübernahme durch Krankenkassen.
- ☐ Große PI-Varianz, dünne Studienlage: Diaphragma 1 bis 20, Portiokappe 6 bis 29; mit Übung und Kontrolle durch Expert*innen steigt die Sicherheit.
- ☐ Gut kombinierbar mit NFP.
- ☐ Schützt nicht vor STIs!

Das Femidom

Ein Femidom ist ein Kondom, das in die Vagina eingesetzt wird und daher umgangssprachlich als »Frauenkondom« oder »inneres Kondom« bezeichnet wird. In der Umkehrung zum klassischen, allseits bekannten Kondom für den Penis kleidet das Femidom die komplette Vaginalwand aus. Ich muss gestehen, ich habe sie erstmals beim Schreiben dieses Buches wirklich wahrgenommen, weil mir der Gedanke, lieber einen ganzen Raum mit Plastik auszukleiden, als einem Menschen darin ein Regencape überzuziehen, so wahnwitzig erschien.

Aber schauen wir uns diese Indoor-Bekleidung mal genauer an. Ähnlich wie beim Kondom ist das verwendete Material meist hauchdünner Kunststoff, wie Polyurethan oder seltener Latex. Das geschlossene Ende enthält einen biegsamen Ring von ca. 7 cm Durchmesser, der zusammengedrückt in die Vagina eingeführt und dann mit einem Finger von der Innenseite ins obere Vaginalgewölbe über den Gebärmutterhals platziert wird. Dann überprüft man, dass es glatt an den Vaginalwänden anliegt und nicht etwa verdreht ist. Am äußerlich sichtbaren Ende befindet sich ein etwas größerer, dünner Ring, der überlappend den Vaginaleingang sowie einen Teil der Vulva und Vulvalippen bedeckt. Er soll bewirken, dass das Femidom beim Sex nicht verrutscht. Zum Einsetzen sollte Gleitmittel auf beiden Seiten verwendet werden, also an der Außenseite, zum eigenen Tragekomfort, und an der Innenseite, für ein geschmeidiges, partnerschaftliches Gefühl. Auch der Sitz des Femidoms soll hierdurch verbessert werden und so die Verrutschgefahr bannen.

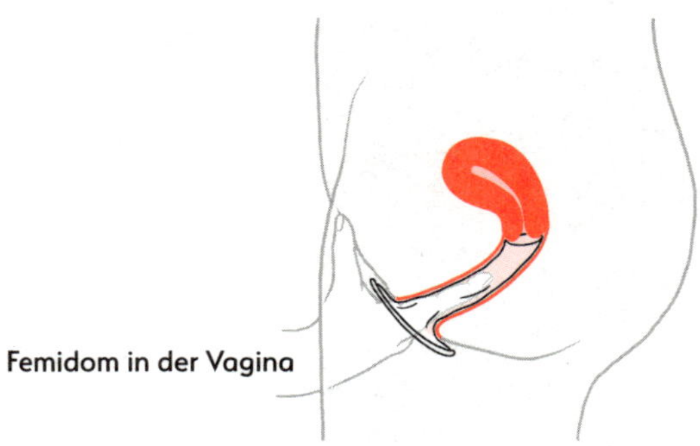

Verhütungsmythos enttarnt:
Bitte verwende keine Vaseline oder Haushaltsöle anstelle von Gleitgel, denn diese können zu Materialschäden führen. Bei Polyurethan sind fetthaltige Gleitmittel möglich, wohingegen Latex nur wasserlösliche Gleitmittel verträgt.

Theoretisch können Femidome bereits mehrere Stunden (bis zu 10) vor dem Sex eingesetzt werden, um im Fall der Fälle bereit zu sein. Das setzt zwar eine gewisse Planung voraus, aber auch eine gewisse Flexibilität in der Abendgestaltung, denn das etwas komplizierte Einsetzen sollte nicht gleich die Lust zum Schwinden bringen. Beim Rausziehen des Femidoms muss man darauf achten, den äußeren Ring etwas zu drehen, damit das Sperma nicht ausläuft. Femidome sollten wie Kondome nur einmal verwendet und danach im Hausmüll entsorgt werden.

In Deutschland kommen Femidome relativ selten zum Einsatz und sind daher kaum im Handel sichtbar, aber du kannst sie online bestellen. Je nach Marke und Verpackungsgröße kosten sie ab 2,30 bis 5 Euro pro Stück, was im Vergleich zum Penis-Pendant eine echte Hausnummer ist. Der PI bewegt sich zwischen 5 und 25, was sicherlich an der etwas umständlichen Anwendung liegt; allerdings ist die Studienlage sehr dünn. Denn theoretisch sollte eine ähnliche Sicherheit wie beim Kondom möglich sein. Mit zunehmender Erfahrung steigt auch hier die Sicherheit. Wie beim Kondom sollte man auf eine sachgerechte Lagerung achten und das Femidom nicht wochenlang in der Handtasche mit sich herumschleppen.

Verhütungsmythos enttarnt:
Die Maxime »Doppelt hält besser« gilt nicht für Femidom plus Kondom, da hierdurch beide Hüllen schneller reißen können. Eins von beiden ist auch völlig ausreichend.

In Anwendungshinweisen wird das Femidom als Alternative für Menschen mit Vagina empfohlen, die häufig wechselnde Geschlechtspartner*innen oder neue Partner*innen mit unklarem Infektionsstatus haben sowie Menschen, deren *Plus One* kein Kondom über den Penis ziehen kann oder möchte, z. B. bei Erektionsproblemen mit Kondom. Andere Menschen hält die etwas kompliziertere Handhabung von der Anwendung ab oder auch, dass beim Sex hörbare Knistergeräusche entstehen können.

Letztlich wirst du nur selbst herausfinden können, ob das Femidom für dich oder euch als Paar infrage kommt. Sein Ruf scheint mir auf jeden Fall schlechter als angebracht, und gerade im Hinblick auf selbstbestimmte Verhütung und Schutz vor STIs für Menschen mit Vagina setzt es neue Maßstäbe und eröffnet neue Möglichkeiten, insbesondere in Weltregionen mit hohen Raten an HIV/AIDS oder anderen STIs. Von der Logik her sollte der Schutz vor STIs ähnlich gut sein wie bei Kondomen. Leider kommen der Nutzung dort oft der hohe Preis, die geringe Verbreitung und Akzeptanz in die Quere.

Checkliste:

- ☐ Wie beim Kondom Qualitätssiegel, Lagerung und Ablaufdatum beachten.
- ☐ Innen und außen Gleitgel anwenden.
- ☐ Kann mehrere Stunden vor dem Sex eingesetzt werden.
- ☐ Vor dem Rausziehen äußeren Ring drehen, damit kein Sperma entweicht.
- ☐ Material: Polyurethan oder Latex; Allergien beachten.
- ☐ Kosten: recht teuer mit bis zu 5 Euro pro Stück. Online bestellbar.
- ☐ PI 5 bis 25. Mit der Übung steigt die Sicherheit.
- ☐ In Kombination mit NFP möglich.
- ☐ Wahrscheinlich ähnlich guter Schutz vor STIs wie bei Kondomen, Studienbeweise hierzu fehlen.

Die Sterilisation der Frau/des Menschen mit Gebärmutter

Sterilisation – irgendwie klingt allein das Wort schon beängstigend. Bei Menschen mit Gebärmutter und Eierstöcken ist sie immerhin mit einer Bauchoperation verbunden und damit von allen Verhütungsmethoden die invasivste und trotzdem häufigste weltweit. Richtig gelesen. Nicht die Pille, nicht das Kondom, sondern die Sterilisation der Frau/Mensch mit Gebärmutter wird weltweit am häufigsten zur Verhütung angewendet. Allein im Jahr 2019 ließen sich laut UN mehr als 200 Millionen Frauen sterilisieren.[38] Die Gründe? In vielen Ländern ist sie schlichtweg die praktikabelste Lösung: sicher, endgültig und dabei relativ kostengünstig. In Deutschland und auch anderen wohlhabenden Industrienationen mit niedriger Geburtenrate sieht das Bild anders aus. Ärzt*innen werden sogar dazu angehalten, die Entscheidung zu einer Sterilisation gut zu prüfen, denn sollte der Eingriff bereut werden, gibt es möglicherweise kein Zurück.

Das britische National Institute for Health and Care Excellence hat in Zusammenarbeit mit dem Royal College of Obstetrics and Gynecology in einer Studie herausgefunden, dass gewisse Faktoren wie Kinderlosigkeit, ein Alter unter 30 Jahren, eine unglückliche Partnerschaft, ein Leben als Single, eine neue Liebe, ein Eingriff in zeitlicher Nähe zu einer Schwangerschaft etwa im Rahmen eines Kaiserschnitts oder kurz nach einer Geburt, psychische Erkrankungen und zu wenige Informationen über Alternativen eher dazu führen, dass die Entscheidung im Nachhinein bereut wird.[39] Die Kosten für eine Sterilisation belaufen sich in Deutschland auf ungefähr 600 bis 1000 Euro. In der Regel gibt es keine Erstattung durch die Krankenkassen. Teilweise haben Geringverdienende die Möglichkeit, Zuschüsse über regionale Verhütungsfonds zu beantragen. Eine Refertilisationsoperation kann mehrere Tausend Euro kosten, ohne Garantie auf Erfolg. Selbst wenn die Eileiter danach wieder durchgängig sind, ist oft dennoch Hilfe durch assistierte reproduktive Technologie nötig wie die In-vitro- Fertilisation, um schwanger zu werden.

Es gibt übrigens ab der Volljährigkeit keine Altersgrenzen oder die Pflicht, eine gewisse Anzahl von Kindern auf die Welt gebracht zu haben, bevor eine Sterilisation erlaubt ist. Die Beweggründe zu erfragen, finde ich als Ärztin wichtig. Patient*innen ihren Wunsch abzusprechen, ist hingegen grenzüberschreitend und bevormundend und verstößt gegen das Recht auf reproduktive Selbstbestimmung. Ärzt*innen können zwar die Durchführung einer Sterilisation ablehnen, sollten dann aber auf andere Anlaufstellen verweisen.

Schon gewusst?
Der Verein Selbstbestimmt steril e.V. bietet nicht nur umfassende Informationen und Austausch, sondern hat auch eine Übersicht mit Kliniken, Medizinische Versorgungszentren und Praxen erstellt, die den Wunsch nach Sterilisation ernst nehmen und durchführen.

Aber wie läuft eine Sterilisation nun ab? Als Erstes wird ein ärztliches Beratungs- und Aufklärungsgespräch geführt, in dem die medizinischen Risiken und Folgen der Operation ausführlich besprochen werden. Zum einen solltest du über alles im Bilde sein, zum anderen schützen sich Ärzt*innen davor, nicht verklagt zu werden. Denn operative Eingriffe gelten vor Gericht als Körperverletzung, wenn sie nicht im informierten Konsens geschehen. Zu den Operations- und Narkoserisiken zählen u.a. Blutungen im Bauchraum, Verletzungen der umliegenden Organe wie Blase, Harnleiter oder Darm, eine Thrombose oder Embolie, Wundheilungsstörungen und Entzündungen. Sollte nach der OP trotzdem eine Schwangerschaft eintreten, ist das Risiko einer Eileiterschwangerschaft erhöht.

Theoretisch könnte durch den Eingriff die Blutversorgung der Eierstöcke und damit die Hormonproduktion beeinträchtigt werden. Laut Deutscher Menopausengesellschaft ist im Mittel tatsächlich mit einem früheren Eintritt der Wechseljahre zu rechnen.[40] Unmittelbar nach einer Sterilisation sind allerdings keine Unterschiede in der Hormonproduktion nachweisbar, weshalb weder Zyklusunregelmäßigkeiten noch Zyklusbeschwerden in direktem Zusammenhang mit einer Sterilisation stehen. Vielmehr ist es häufig so, dass Menschen vorher mit Methoden verhütet haben, die Einfluss auf ihren Zyklus und die Blutung hatten und die nun wegfallen. Da liegt es nahe, fälschlicherweise die Sterilisation als Auslöser zu sehen.

Verhütungsmythos enttarnt:
Nach einer Sterilisation kommt es nicht zum Einsetzen der Menopause. Die Bildung der Eizellen bleibt davon unberührt. Anstatt jedoch in die Gebärmutter zu wandern, werden sie im Bauchraum resorbiert.

Als Zeitpunkt für die OP sollte die erste Zyklusphase gewählt werden, um eine Schwangerschaft sicher auszuschließen. Üblicherweise erfolgt dies über eine Bauchspiegelung, die unter einer kurzen Narkose durchgeführt wird. Über einen kleinen Schnitt in der Nähe des Nabels wird der Bauch mit CO_2 aufgeblasen, bis man eine Kugel hat wie im 9. Monat. Dann wird die Kamera eingeführt und man setzt zwei bis drei kleine Schnitte für weitere Instrumente rechts und links am Unterbauch. Die Eileiter werden dann über eine Länge von ca. 3 cm elektrisch verödet und/oder mit einem nicht resorbierbaren Faden abgebunden oder mit einem Clip oder Ring verschlossen und durchtrennt. Oft wird auch ein Stück entnommen – hier führen mehrere Wege nach Rom.

Verwachsungen im Bauchraum, z. B. wegen einer Endometriose, einer Eileiterentzündung in der Vergangenheit oder nach Bauchoperationen und auch starkes Übergewicht können die Operation erschweren. Zum Schluss wird das Gas wieder abgelassen und die Schnitte werden genäht. Der Eingriff dauert im Normalfall nicht länger als 30 Minuten, und man kann nach einigen Stunden wieder nach Hause gehen, sofern es keine Komplikationen gibt.

Nach einer Sterilisation wird empfohlen, sich ein paar Tage zu schonen, um den Körper heilen und die restlichen Gase entfleuchen zu lassen. Denn diese können einen noch ein bisschen ärgern, z.B. mit einem Blähbauch oder bis in die Schulter ziehenden Schmerzen. Hier können Schmerzmittel und leichte Bewegung helfen. Sobald es einem wieder besser geht und die Lust aufflammt, gilt: Feuer frei, keine Eizellen mehr in befruchtbarer Reichweite.

Manchmal wird angeboten, die Sterilisation im Rahmen eines Kaiserschnittes durchzuführen, sofern dadurch keine schwerwiegenden Blutungsrisiken eingegangen werden oder akute Komplikationen im Vordergrund stehen. Die Gebärmutter ist zum Zeitpunkt der Entbindung um ein Vielfaches größer als gewöhnlich, und damit meine ich einen Größenunterschied zwischen einer kleinen Faust und einer Wassermelone. Und diese Wassermelone wird durch entsprechend vergrößerte Gefäße versorgt, die am Rande der Eileiter verlaufen, so dass eine erhöhte Verletzungsgefahr besteht. Außerdem muss bei der Sterilisation im Zuge eines Kaiserschnitts diese eingehend vor Geburtsbeginn besprochen und eine Bestätigung über die erfolgte Aufklärung unterschrieben werden. Denn unter den Wehen würden sicher nicht wenige beschließen, dass dies das letzte Mal war, und die Entscheidung dann im Nachhinein bereuen. Ich jedenfalls habe das jeweils voller Überzeugung unter der Geburt meiner beiden Kinder zu meinem Partner gesagt.

Im Rahmen einer Bauchspiegelung am nicht schwangeren Uterus ist die Sterilisation etwas sicherer und risikoärmer. Auf der anderen Seite kann sie im Zuge eines geplanten Kaiserschnittes gleich mitgemacht werden. Vorgehensweisen von der Vagina aus oder über eine Gebärmutterspiegelung habe ich in Deutschland noch nicht gesehen.

Schon gewusst?
Die Vasektomie, das Durchtrennen der Samenleiter im Hoden, ist deutlich weniger invasiv und dadurch mit weniger Risiken verbunden.

Solltest du (oder ihr als Paar) die Sterilisation als Verhütungsmethode in Erwägung ziehen, kann auch der Austausch mit anderen Menschen, die sich mit diesem Gedanken tragen oder bereits sterilisiert sind, sehr hilfreich bei der Entscheidungsfindung sein.

Checkliste:

- ☐ Durchführung üblicherweise mittels Bauchspiegelung.
- ☐ Auch im Rahmen eines Kaiserschnittes möglich.
- ☐ Operative Risiken beachten.
- ☐ Als irreversibler Eingriff gedacht. Refertilisation schwierig und teuer.
- ☐ Kosten: 600 bis 1000 Euro
- ☐ Sehr sicher, mit einem PI von 0,2 bis 0,5
- ☐ Schützt nicht vor STIs!

Die Sterilisation des Mannes/Menschen mit Hoden

Schnipp schnapp, Hoden ab. Nein, so drastisch ist eine Sterilisation beim Mann absolut nicht. Die Hoden bleiben natürlich dran, lediglich beide Samenleiter werden durchtrennt. Im Fachjargon spricht man von einer Vasektomie. Sie ist mit einem PI von 0,1 die sicherste Verhütungsmethode. Zudem lässt sich der Eingriff als ambulante Operation in 15 bis 30 Minuten vergleichsweise schnell durchführen, ist risikoarm und mit Kosten zwischen 450 und 700 Euro vielleicht auf den ersten Blick kostspielig, dafür jedoch auf lange Sicht unschlagbar günstig. Die Kosten der OP werden im Normalfall nicht von der Krankenkasse übernommen.

Aber auch eine Vasektomie will gut überlegt sein, denn sie ist wie ihr Eileiter-Pendantmit hoher Wahrscheinlichkeit ein irreversibler Eingriff. Daher sollte die Entscheidung gut informiert und gegebenenfalls unter Einbeziehung der Partnerin oder des Partners getroffen werden. Dabei ist es auch wichtig, realistisch in Betracht zu ziehen, dass sich die Lebenssituation ändern kann. Ein Kinderwunsch kann (erneut) aufkommen, z.B. nach einer Trennung in einer neuen Partnerschaft. Etwa 6 % aller Vasektomierten entscheiden sich später für eine Rekonstruktion. Generell sollten solche Entscheidungen daher nicht in einer Lebenskrise getroffen werden. Die meistgenannten Faktoren, die dazu führten, dass eine Operation im Nachhinein bereut wurde, sind eine schlechte Kommunikation in der Partnerschaft mit Dominanz der Partner*in und ein junges Lebensalter. Auch hier kann der Austausch mit Gleichgesinnten im Vorfeld sehr bereichernd sein.

Schon gewusst?
Eine mikrochirurgische Rekonstruktion der Samenleiter ist zwar oft möglich, aber garantiert keine Fruchtbarkeit und kostet stolze 3000 bis 6000 Euro.

Und wie geht so eine Vasektomie nun vonstatten? Im Vorfeld erfolgt eine gründliche Aufklärung und Beratung durch eine*n Urolog*in oder eine*n Androlog*in. Bei chronischen Hodenschmerzen oder Vorliegen einer schweren Allgemeinerkrankung kann von einer Vasektomie abgeraten werden. Ist der Entschluss gefasst und ein Termin vereinbart, geht es ans Eingemachte. Unter lokaler Betäubung werden ein oder zwei kleine Schnitte mit einem Skalpell am Hodensack gemacht oder – bei der häufig angewandten sogenannten Non-Skalpell-Vasektomie – dieser mit einem scharfen Klemmchen eröffnet, um Zugang zu den Samenleitern zu erhalten. Die Samenleiter sind die Bahnen, in denen die Spermien von den Nebenhoden zur Harnröhre transportiert werden. Diese werden vorsichtig durchtrennt und meist um 1 bis 3 cm gekürzt. Anschließend werden die Enden durch Abbinden und Veröden oder mit Clips verschlossen. Manche Operateur*innen verlegen außerdem die Enden der Samenleiter in verschiedene Gewebeschichten des Hodensacks, damit es noch unwahrscheinlicher wird, dass diese wieder zusammenwachsen. Statistisch gesehen ist so etwas in einem von 2000 Fällen beschrieben. Abschließend wird der Schnitt am Hoden mit einem resorbierbaren Faden verschlossen oder auch nur mit einem Pflaster versehen. Lästiges Fädenziehen entfällt also.

Nach dem Eingriff reichen zur Erholung wenige Tage körperlicher Schonung und sexueller Enthaltsamkeit. Auf Sport sollte wegen der Reibung möglichst für 7 bis 14 Tage verzichtet werden. Als Nebenwirkungen können akut Schwellungen, Blutergüsse oder leichte Schmerzen auftreten, die normalerweise innerhalb weniger Tage abklingen. Schmerzmittel und lokale Kühlung können die Beschwerden lindern. Außerdem kann eine enge Baumwollunterhose angenehm sein, um die Hoden von ihrem Eigengewicht zu entlasten.

Es ist wichtig, in den ersten Tagen bis Wochen nach der Operation auf mögliche Entzündungszeichen zu achten, damit keine aufsteigenden Infektionen und dadurch eventuell schwerwiegende Komplikationen auftreten. Selten bleiben Schmerzen länger bestehen, das nennt man dann chronische Skrotalschmerzen oder Post-Vasektomie-Syndrom, wobei nur 2 % der Betroffenen diese überhaupt als Einschränkung empfinden.[41] Etwas häufiger bilden sich Samenknötchen am Hoden, allerdings stören auch diese in der Regel nicht und bilden sich meist von alleine zurück.[42]

In den ersten Monaten nach der OP werden regelmäßige Spermauntersuchungen durchgeführt, bis eine Sterilität bestätigt werden kann. Die erste Kontrolle ist nach ca. 25 Samenergüssen oder 2 bis 3 Monaten empfohlen. Achtung: Solange noch Spermien im Ejakulat vorhanden sind, sollte auf eine zusätzliche Verhütung geachtet werden, da selbst das letzte Einhorn noch mit einer königlichen Eizelle verschmelzen kann. Eine spätere Rekanalisation – so nennt man das, wenn die Samenleiter von selbst wieder zusammenwachsen – ist äußerst selten.[43] Insgesamt ist die Operation sehr risikoarm. Für die Durchführung ist dennoch ein Ort empfehlenswert, an dem die Operateur*innen Routine mitbringen.

Verhütungsmythos enttarnt:
Eine Vasektomie erhöht nicht das Risiko von Hodenkrebs, eine minimale Risikoerhöhung für die Entstehung von Prostatakrebs ist bislang nicht auszuschließen. Durch regelmäßige Vorsorgeuntersuchungen können beide Krebsarten frühzeitig erkannt und behandelt werden. Vielleicht fallen auch gerade durch die gute Vorsorge mehr Fälle auf?

Die größte Angst vor der Vasektomie besteht wohl darin, dass das beste Stück seine Funktion einbüßen könnte. Hier kann ich absolute Entwarnung geben. Eine Vasektomie hat weder Auswirkungen auf die Sexualhormone noch auf die Produktion von Spermien oder Samenflüssigkeit. Die Spermien gelangen nur nicht mehr ins Ejakulat, sondern werden an Ort und Stelle wieder resorbiert. Eine Vasektomie stellt keine Gefahr für die Erektionsfähigkeit oder Lust dar. Vermutet wird eher das Gegenteil, weil die Zufriedenheit im Bett aufgrund der sicheren Nummer sogar steigen kann.

Checkliste:

- ☐ Als irreversibler Eingriff gedacht.
- ☐ Wird in Lokalanästhesie durchgeführt. Sehr risikoarm.
- ☐ Kein negativer Einfluss auf Lustempfinden oder Erektionsfähigkeit.
- ☐ Kosten: 450 bis 750 Euro.
- ☐ Eine Refertilisation ist oft möglich, aber teuer.
- ☐ Die sicherste Methode mit einem PI von 0,1.
- ☐ Hier steht die Zeugungsverhütung im Fokus.
- ☐ Schützt nicht vor STIs!

Austausch mit Anna

Anna, was meinst du: Kann man mit Kondom, Diaphragma und/ oder NFP wirklich sicher verhüten?

Ja, kann man. Letztlich muss man sich dann aber natürlich ein bisschen mehr mit diesem Thema beschäftigen und mehr Eigenverantwortung übernehmen, um wirklich sicher unterwegs zu sein.

Unter Kupfer-IUPs können sich die Menstruation und Krämpfe deutlich verstärken. Wie viele Menschen lassen sie sich deshalb wieder entfernen?

Zahlen habe ich da keine. Gefühlt erlebe ich das aber nach Geburten etwas häufiger. Deshalb rate ich da auch den Frauen, erst mal zu warten, bis sich der Zyklus wieder eingespielt hat, um zu erleben, wie sich die Menstruation nach der Geburt verändert. Auch nach dem Absetzen der Pille macht es Sinn, den Zyklus erst einmal ohne Hormone zu erleben, bevor eine Kupferspirale eingesetzt wird.

Was sagst du dazu, wenn sehr junge Menschen hormonfrei verhüten möchten?

Ich finde es gut und unterstützenswert, dass es eine größere Bereitschaft gibt, sich mit dem Zyklus auseinanderzusetzen. Schade finde ich die pauschale Ablehnung von Hormonen, weil das dazu führt, dass Frauen/Menstruierende regelrecht ein schlechtes Gewissen bekommen, wenn sie die Pille oder eine andere hormonelle Verhütungsform nutzen. Jeder Mensch sollte das frei für sich selbst entscheiden dürfen.

Hormonelle Verhütung

»Sicher ohne Hormone – sicher nicht.« Dieser Glaubenssatz begleitet wohl die meisten von uns, seit sie ihre ersten sexuellen Erfahrungen gemacht haben. Die pflichtbewusste Menstruierende, die etwas aus ihrem Leben machen will, nimmt die Pille zur Empfängnisverhütung. Wer ohne Angst vor einer ungewollten Schwangerschaft Sex haben, Karriere machen und zum selbst gewählten Zeitpunkt eine Familie gründen wollte, kam an diesem »Wundermittel« der Pharmaindustrie zumindest in meiner Generation nicht vorbei. Die paar Nebenwirkungen nahm man doch gern in Kauf. Ich brauche dir an dieser Stelle des Buches nicht mehr zu erzählen, dass es hormonfreie Alternativen gibt, mit denen sich ebenfalls sicher verhüten lässt. Dennoch schwirren solche oder ähnliche Mythen – bewusst oder unbewusst – weiterhin durch viele Köpfe.

Da ich eine bekennende Befürworterin der hormonfreien Verhütung bin, klingt es jetzt vielleicht paradox, aber dich erwartet nun mitnichten eine Hasstirade über Hormone. Denn die Pille und andere hormonelle Verhütungsmittel leisten uns seit Jahrzehnten gute und wichtige Dienste, wenn wir sie brauchen. Jeder Mensch erlebt den Einfluss von Hormonen anders. Laut Herstellerangaben und Statistik werden die hormonellen Verhütungsmittel von heute als gut verträglich und nebenwirkungsarm beschrieben. Bei manchen gynäkologischen Krankheitsbildern oder Konstellationen, wie der Endometriose, dem PCOS und auch dem PM(D)S, stellen sie eine nicht wegzudenkende Behandlungsmöglichkeit dar. Unbestritten bieten sie allesamt eine hohe Verhütungssicherheit und Anwendungsweisen, die für viele Menschen gut in den Alltag integrierbar sind. Außerdem wäre es vermessen, alle Hormonpräparate in einen Topf zu werfen, denn sie unterscheiden sich in ihren Wirkstoffen, Dosen, Zusammensetzungen und damit auch ihren Nebenwirkungsprofilen. In diesem Kapitel bekommst du einen umfassenden Überblick über die verschiedenen Kategorien hormoneller Kontrazeptiva. Natürlich erhebe ich keinen Anspruch auf Vollständigkeit, denn neue Erkenntnisse können Veränderungen mit sich bringen. Eine individuelle Beratung bei deiner*m Gynäkolog*in des Vertrauens sollte ohnehin ganz oben auf deiner Liste stehen.

Schon gewusst?
Hormonelle Verhütungsmittel sind allesamt verschreibungspflichtig. Ihre Verträglichkeit und Eignung für dich sollten bei deinem jährlichen Vorsorgetermin in der gynäkologischen Praxis überprüft werden. Wenn du hierzu Fragen hast, gehe proaktiv auf deine*n Gynäkolog*in zu.

Die Mikropille (KOK)

Wer von »der Pille« spricht, meint in der Regel die sogenannte Mikropille. Warum Mikro? Weil sie im Vergleich zu den Pillen der ersten Generationen nur einen Östrogengehalt von unter 50 Mikrogramm hat. Heutzutage lautet die treffendere Bezeichnung »kombiniertes orales Kontrazeptivum«, kurz KOK. Warum kombiniert? Weil sie sich aus zwei Sexualhormonen zusammensetzt: Östrogen, überwiegend als synthetisches Ethinylestradiol (EE, zumeist 20 µg oder 30 µg), und ein synthetisches Gestagen als Pendant zum körpereigenen Progesteron.

Schon gewusst?
In der Fachsprache wird statt Östrogen oft Estrogen gesagt und bei den verschiedenen Östrogenformen von Estrogenderivaten geredet.

Warum macht nun die Kombi der als weiblich definierten Sexualhormone Sinn? Nicht weil der natürliche Zyklus nachgeahmt werden soll. Sondern der zusätzlichen Sicherheit und

Verträglichkeit wegen. Die verhütende Wirkung haben Gestagene bereits alleine. So gibt es für jedes synthetische Gelbkörperhormon eine bestimmte Ovulationshemmdosis, die den Eisprung sicher unterdrückt. Die Gestagendosis der meisten Mikropillen liegt deutlich über dieser Dosierung. Aber bereits vorher wird die Fruchtbarkeit herabgesetzt, indem das Gebärmutternest für die Spermien ungemütlich und unerreichbar gemacht wird: Die Gebärmutterschleimhaut bleibt schmal, damit sich keine Eizelle einnisten kann, der Zervixschleim dickflüssig, so dass die Spermien nicht hindurchschwimmen können, und sogar im Eileiter wird der Transport der Eizellen durch eine eingeschränkte Beweglichkeit desselben ausgebremst.

Es handelt sich also um eine 3-in-1-Lösung. Das Östrogen sorgt in diesem Zusammenschluss für den Diamantstandard in Sachen Sicherheit, indem es die Follikelreifung auf zentraler Ebene im Gehirn unterdrückt, damit auch wirklich kein Ei zu springen wagt. Nicht weniger wichtig ist die stabilisierende Wirkung des Östrogens auf die Gebärmutterschleimhaut, weshalb es unter der Nutzung kombinierter hormoneller Kontrazeptiva im Vergleich zu reinen Gestagenpräparaten seltener zu Zwischenblutungen kommt. Und auch die Dosis des Ethinylestradiols (EE) in den Mikropillen orientiert sich am Risiko bzw. Auftreten von Zwischenblutungen. Tendenziell startet man eher mit der niedrig dosierten Variante, die 0,2 µg EE enthält. Menschen mit unregelmäßigen Zyklen und/oder einer Neigung zu Akne oder Ovarialzysten benötigen zumeist jedoch die höhere Dosis von 0,3 µg EE, um eine ausreichende Zyklusstabilität zu erreichen. Das betrifft oft auch jüngere Menschen. Übrigens: Wenn ich im Kontext der hormonellen Verhütung von Zyklusstabilität spreche, meine ich natürlich nicht, dass dein natürlicher Zyklus dadurch stabilisiert wird, sondern dass der imitierte Zyklus entsprechend dem Einnahmeintervall der jeweiligen Pille vorhersehbar und ohne Zwischenblutungen verläuft.

Verhütungsmythos enttarnt:
Ovarialzysten können nicht mit der Mikropille behandelt werden. Vielmehr bilden sich wegen der soliden Unterdrückung der Follikelreifung keine neuen Zysten.

Allerdings ist es auch das EE, das für die Erhöhung des Thromboserisikos unter der Einnahme der Mikropille verantwortlich ist, wobei das Gestagen die Höhe des Risikoanstiegs bestimmt. Vom Thromboserisiko unter der Pilleneinnahme hast du sicher schon gehört. Daher steigt man, wenn möglich, mit der geringeren EE-Dosis ein. Das gilt insbesondere für Menschen, die einzelne sogenannte relative Risikofaktoren für eine Thrombose haben (z.B. Rauchen oder Übergewicht), oder man wählt dann gleich vorausschauend eine östrogenfreie Variante. Was hier für dich das Richtige ist, solltest du mit deinem/deiner behandelnden Gynäkolog*in besprechen.

Warum verwendet man eigentlich »künstliche« Hormone und keine »natürlichen«?

Du hast bestimmt schon von dem Begriff »natur- oder bioidentische Hormone« gehört. Diese werden immer öfter in der Therapie von Wechseljahrsbeschwerden eingesetzt und sollen viel verträglicher und risikoärmer sein als ihre als künstlich oder besser synthetisch bezeichneten Schwestern. Warum kommen diese nicht auch in der Verhütung zum Tragen? Also, erst mal ist es so, dass alle Hormone, die wir dem Körper zuführen, synthetisch hergestellt werden. Die Gegenüberstellung synthetisch versus bioidentisch ist daher irreführend. Bio- oder naturidentisch bedeutet, dass das Hormon ein exakter Nachbau des körpereigenen Vorbilds ist, wohingegen Östrogenderivate wie das Ethinylestradiol (EE) Anteile haben, die sich vom natürlich im Körper vorkommenden Östrogen unterscheiden. Diese Anteile führen dazu, dass sie langsamer von der Leber verstoffwechselt werden, und das macht es leichter, stabile Wirkspiegel zu erreichen, die für eine verlässliche Verhütungssicherheit unverzichtbar sind. Leider wird dadurch aber auch das Thromboserisiko angehoben. Einige neuere Mikropillen enthalten bioidentische Östrogene in Form von Estradiolvalerat, Estradiol und neuerdings Estetrol. Ob diese sich auf lange Sicht als vorteilhafter erweisen, muss sich noch herausstellen. Zur Zeit sind diese KOK auch noch deutlich teurer.

Wer wie ich damals mitten in der Pubertät damit beginnt, die Pille zu nehmen, hat bisweilen nicht nur eine gute Verhütungssicherheit im Sinn, sondern will oft auch von den vermeintlich sensationellen Zusatzeffekten profitieren, die manche Pillentypen zu bieten haben. Dafür verantwortlich sind die vielseitigen Gestagene, die strukturabhängig sogenannte Partialwirkungen mit sich bringen. So wirken manche antiandrogen (wie etwa Drospirenon, Dienogest, Cyproteronacetat, Chlormadinonacetat), was bedeutet: gegensätzlich zum Testosteron. Und das kann sich positiv auf die Haut auswirken und steuert einem der Definition nach männlichen Behaarungsmuster entgegen – also Haarwuchs über der Oberlippe, an Kinn, Hals, Rücken und auf der Brust –, hat aber möglicherweise einen negativen Einfluss auf die Libido und die Stimmung (zur tatsächlichen Wirkung von KOK auf Libido und Stimmung schreibe ich später mehr). Andere hingegen wirken eher androgen (wie beispielsweise Levonorgestrel, Norethisteron, Desogestrel, Etonogestrel, Norgestimat), also ähnlich wie Testosteron, und könnten daher theoretisch entsprechend Gegenteiliges bewirken, müssen es aber nicht. Wiederum andere Kombinationen (etwa mit Drospirenon) wirken leicht entwässernd, wohingegen Östrogene generell Wassereinlagerungen begünstigen. Du siehst also: Pille ist nicht gleich Pille. Möglicherweise ist ein Präparat besser oder schlechter für dich und dein persönliches Empfinden geeignet.

Schon gewusst?
Liest man über Gestagene, begegnet einem der Begriff der Generationen. Diese Einteilung bezieht sich auf den Zeitraum der Entwicklung des jeweiligen Gestagens und ist kein Marker dafür, welches Gestagen qualitativ hochwertiger oder verträglicher ist.

Üblicherweise sind Mikropillen sogenannte Einphasen- oder Einstufenpräparate. Das bedeutet, dass jede Pille im Blister dieselbe Dosis an Östrogen und Gestagen enthält. Es gibt auch Zwei-, Drei- und sogar Vierstufen- oder -phasenpräparate mit unterschiedlichen Hormondosierungen, die den natürlichen Veränderungen im Verhältnis der Hormone zueinander im Zyklus näherkommen sollen. Allerdings haben sich aus medizinischer Sicht dadurch bislang keine nennenswerte Vorteile ergeben. Es wird empfohlen, mit der Pilleneinnahme am ersten Tag der Menstruation zu beginnen, aber auch ein sogenannter Quick-Start ist jederzeit im Zyklus möglich, wenn vorab ein Schwangerschaftstest negativ ausgefallen ist und in den ersten 7 Tagen zusätzlich verhütet wird. Gleiches gilt für sämtliche kombinierten hormonellen Methoden und auch die Gestagenpille.

Das typische Einnahmeschema der Mikropillen lautet 21/7. Das bedeutet, du nimmst 21 Tage lang jeden Tag eine Pille ein und machst dann 7 Tage lang Pause. Einzelne Präparate weichen von diesem Intervall ab: Bei dem Schema 24+4 ist die Pause auf 4 Tage verkürzt; in diesen 4 Tagen werden Placebo-Tabletten eingenommen. Auch das Schema 26+2 kommt vor. Alle eint: Hauptsache 28 Tage, angelehnt an den in echt gar nicht so normalen Durchschnittszyklus. Placebos im Blister haben den Vorteil, dass man sie durch die Routine der täglichen Einnahme seltener vergisst.

Womit wir gleich bei einem meiner Lieblingsthemen wären. Warum macht man denn eigentlich überhaupt eine Pillenpause? Ich habe hierauf keine unbefriedigendere Antwort gefunden als diese: weil man es schon immer so gemacht hat und es dazu die meisten Studien gibt. Ursprünglich sollte die Compliance der Anwender*innen durch die Pause erhöht werden. Denn so menstruieren sie weiter wie gewohnt, nur planbarer und etwas weniger stark. Die Blutung sollte anzeigen, dass alles in Ordnung ist: Die Menstruierende ist gesund, potenziell fruchtbar, aber nicht schwanger. Mit Blick auf die normale Menstruation würde ich diese Auffassung zumindest teilweise billigen, aber sicher nicht bei der Hormonabbruchblutung unter der Pille. Hinzu kam, dass die ersten Pillen oft Übelkeit hervorriefen, weshalb eine Pause wohl guttat. Man sagt, dass auf diese Weise auch die katholische Kirche besänftigt werden sollte, weil die Pille den natürlichen Zyklus zumindest imitiere.

Verhütungsmythos enttarnt:
Unter der Pille ist dein Zyklus nicht regelmäßig, sondern du hast überhaupt keinen Zyklus. Dein Hormonlevel ist jeden Tag gleich bzw. wird durch das bestimmt, was in der Tablette des Tages steckt. Die Pillenpause führt zu einem abrupten Hormonabfall, auf den eine Hormonabbruchblutung folgt.

Bereits 2004 wies der Berufsverband der Frauenärzte darauf hin, dass nach aktuellem Wissensstand die monatliche Einnahmepause, die bei vielen Anwender*innen zu Krämpfen, Kopfschmerzen oder menstrueller Migräne sowie Stimmungsschwankungen oder weiteren Beschwerden führt, im Hinblick auf Sicherheit und Verträglichkeit nicht erforderlich ist.[44] Und damit nicht genug. Der Langzyklus hat sogar signifikante Vorteile: Die Einnahme wird seltener vergessen und das Hormonlevel bleibt ohne Pausen konstanter, selbst wenn mal vergessen wird, eine Pille zu nehmen. Beides erhöht die Verhütungssicherheit. Zu Beginn der Langzeiteinnahme kann es zwar etwas häufiger zu Zwischenblutungen kommen, langfristig jedoch werden die Nebenwirkungen sogar weniger. Umgekehrt gibt es bisher keine einzige Studie, die besagt, dass die allmonatliche Pillenpause zwingend nötig ist. Hast du das gewusst?

Nicht alle Präparate sind offiziell für den Langzyklus zugelassen, da die Zulassungsstudien unter Einhaltung einer Einnahmepause durchgeführt wurden. Nimmt man diese dennoch im Langzyklus ein, spricht man von einem Off-Label-Use. Bei Krankheiten wie der Endometriose, PCOS, PM(D)S, bei Myomen, aber auch Beschwerden, die durch hormonelle Schwankungen negativ beeinflusst werden, wie menstruelle Migräne oder Epilepsie, wird ein Langzyklus bereits empfohlen.[45] Es gibt unterschiedliche Meinungen dazu, wie lang genau ein Langzyklus ist und wann oder ob überhaupt eine Pause gemacht werden sollte. Das muss letztlich in individueller Rücksprache mit den behandelnden Ärzt*innen entschieden werden.

Verhütungsmythos enttarnt:
Die Pille gaukelt dir weder vor, schwanger zu sein, noch steckst du dauerhaft in einem hormonellen Tief wie zur Menstruation oder wirst Männern hormonell gleichgeschaltet. Solche plakativen Vergleiche nerven mich eher, denn die Hormonsituationen sind jeweils völlig andere.

Hm, wird das hier letztlich doch eine Lobeshymne auf die Pille, und sind alle negativen Informationen, die man so hört, *Fake News*? Natürlich nicht. Sämtliche potenziellen Nebenwirkungen wie Übelkeit, Magen-Darm-Beschwerden, Schwindel, Kopfschmerzen, unreine Haut, Stimmungsschwankungen, depressive Verstimmungen, sexuelle Lustlosigkeit, Spannungsgefühl oder Schmerzen in den Brüsten, vermehrte vaginale Infekte und Blutungsstörungen wie Zwischen- oder Schmierblutungen, stehen schwarz auf weiß auf jedem Beipackzettel. Nicht zu vergessen das erhöhte Risiko für Thrombosen und Embolien. Gibst du in deine Suchmaschine im Computer »Nebenwirkungen Pille« ein, dann kommst du zu dem Schluss, dass sie pures Gift für

Körper und Seele sein muss. Manch eine*r verteufelt die Einnahme der Pille als schlimmsten Fehler im Leben und vermutet eine große Pharmaverschwörung dahinter. Im Gegensatz dazu wird in gynäkologischen Fachkreisen betont, dass die Pille nach Abschätzung des individuellen Risikos und Nutzen eine wirklich gute und eher nebenwirkungsarme Verhütungsmethode mit einem unschlagbaren Pearl-Index darstellt. Als generellen PI für die Mikropille findet man bei pro familia die Angabe 0,1 bis 0,9, und das ist wirklich sehr sicher. Aber Achtung, bei meinen Recherchen bin ich im WHO-Handbuch auf einen Gebrauchsindex von 7 gestoßen.[46] Welchen Informationen soll man da nun Glauben schenken?

Bei korrektem Handling ist die Verhütungssicherheit definitiv sehr gut und die Anwendung an sich ist unkompliziert. Leider kannst du dir die Frage, ob du die Mikropille verträgst und wie anwendungssicher du damit verhüten wirst, nur selbst beantworten. Ich persönlich denke nicht, dass die »böse Pharmaindustrie« Menschen mit Zyklus aus reiner Habgier zu hormonell monotonen Zombies machen möchte. Ich weiß aus meiner Erfahrung als Behandlerin, dass es viele Menschen gibt, die sehr gut mit der Pille zurechtkommen und sich auch mit (manche sogar wegen) der Pille absolut wohl in ihrer Haut fühlen. Und ich kenne ebenfalls Menschen, die mit hormoneller Verhütung überhaupt nicht klarkommen, die sich dadurch irgendwie gedämpft fühlen, als würden sie in einer anderen Haut stecken, oder die von der vollen Latte an Nebenwirkungen geplagt werden.

Daher möchte ich hier keine Wertung abgeben und dir etwa sagen: »Die Pille ist das einzig wahre Verhütungsmittel!« oder: »Die Pille ist scheiße!« Ich möchte seriös über die Pille informieren, so dass dich die Flut an Horrorstorys im Internet nicht verunsichert und du trotzdem gut für etwaige Nebenwirkungen sensibilisiert bist. Denn niemand sollte diese jahrelang ertragen. Darauf zu warten, dass sie als sich selbst erfüllende Prophezeiung, also quasi als Nocebo-Effekt auftreten, oder dich schlecht zu fühlen, weil du die Pille nimmst und damit zufrieden bist, oder sie abzulehnen, obwohl sie in deiner Situation dein Leben verbessern würde, solltest du allerdings genauso wenig.

Schon gewusst?
Wer mit der Einnahme einer Pille startet, darf sich eine Eingewöhnungszeit für zwei bis drei Monate einräumen, bevor womöglich verfrüht ein Urteil gefällt wird. Das gilt natürlich nur, sofern keine schwerwiegenden Komplikationen auftreten.

Zum Schluss noch wichtig: Mögliche Fehlerquellen, die die Verhütungssicherheit von KOK beeinträchtigen können, sollten unbedingt im Blick behalten werden! Dazu gehören Einnahmefehler durch Vergessen, Erbrechen innerhalb von 3 bis 4 Stunden nach der Einnahme oder starker Durchfall, aber auch Wechselwirkungen mit anderen Medikamenten, die bei Epilepsie, Rheuma oder HIV zum Einsatz kommen, sowie die Einnahme einzelner Antibiotika. Sogar das pflanzliche Johanniskraut kann ihre Wirkweise vermindern.

Übrigens: Wer die Einnahme vergisst, hat in der Regel bis zu 12 Stunden Zeit, die Pille nachzunehmen, ohne dass sich dies auf die Verhütungssicherheit auswirkt. Genaue Angaben zum Vorgehen bei Vergessen findest du in der Packungsbeilage.

Die Mikropille sollte nicht angewendet werden von Menschen, die eine gestörte Magen-Darm-Passage haben, an Erkrankungen leiden, die die Leberfunktion beeinträchtigen, in der Stillzeit, bei Brustkrebs oder wenn kardiovaskuläre Risikofaktoren vorliegen, wie etwa eine Thrombose, ein Herzinfarkt oder ein Schlaganfall in der Vorgeschichte, Bluthochdruck oder Diabetes mellitus mit bestehenden Gefäßschäden. Bei einzelnen relativen Risikofaktoren wie z. B. Übergewicht oder Rauchen sollte im Hinterkopf behalten werden, dass KOK nicht mehr geeignet sind, sofern zu einem späteren Zeitpunkt weitere Faktoren hinzukommen. Keine Sorge, das muss du dir nicht alles merken. Dein*e Gynäkolog*in hilft dir im Laufe der Jahre die Übersicht zu bewahren.

Mein Tipp:
Um den Überblick über mögliche Risikokonstellationen nicht zu verlieren, benutze ich die Contraception-App der WHO, die wertvolle Empfehlungen zur Wahl des Verhütungsmittels gibt. Sie ist kostenfrei im App-Store erhältlich.

Checkliste:

- ☐ Wirkstoffe: zumeist Ethinylestradiol und ein Gestagen
- ☐ Wirkweise: hemmt den Eisprung, verdickt den Zervixschleim, verhindert den Aufbau der Gebärmutterschleimhaut
- ☐ Einnahmeintervall: überwiegend 21/7, Langzyklus möglich (Off-Label-Use), seltener 24+4 oder 26+2
- ☐ Sicheres Einnahmefenster bei Vergessen: bis zu 12 Stunden (siehe Packungsbeilage)
- ☐ Möglicher Wirkverlust: durch Durchfall, Erbrechen, Wechselwirkungen mit anderen Medikamenten
- ☐ Nebenwirkungsprofil: lange Liste an potenziellen Nebenwirkungen, muss ganz individuell betrachtet werden
- ☐ Thromboserisiko: erhöht (Näheres dazu auf S. 209)
- ☐ PI: 0,1 bis 0,9 (bis 7)
- ☐ Verschreibungspflichtig
- ☐ Kosten: zwischen 15 und 45 Euro pro Dreimonatspackung.
- ☐ Schützt nicht vor STIs!

Der Verhütungsring

Der Verhütungsring ist ein ringförmiges, biegsames Stück Kunststoff, das in sich das Hormonduo Ethinylestradiol und Etonogestrel trägt und damit deinen Zyklus außer Kraft setzt. Wie bei der Mikropille sind hier also ein Östrogen und ein Gestagen am Werk. Allerdings müssen sie nicht erst mal deinen Verdauungstrakt passieren, um zu wirken, weshalb Magenprobleme, Durchfall oder Erbrechen die Wirksamkeit des Rings nicht beeinträchtigen. Eine clevere Weiterentwicklung der kombinierten Kontrazeptiva! Außerdem werden (verglichen mit der oralen Anwendung) gleichmäßig Hormone in geringerer Menge abgegeben – Ethinylestradiol ist nur mit 15 µg dosiert –, was Leber und Darm weniger Arbeit macht, da der sogenannte First-Pass-Effekt vermieden wird.

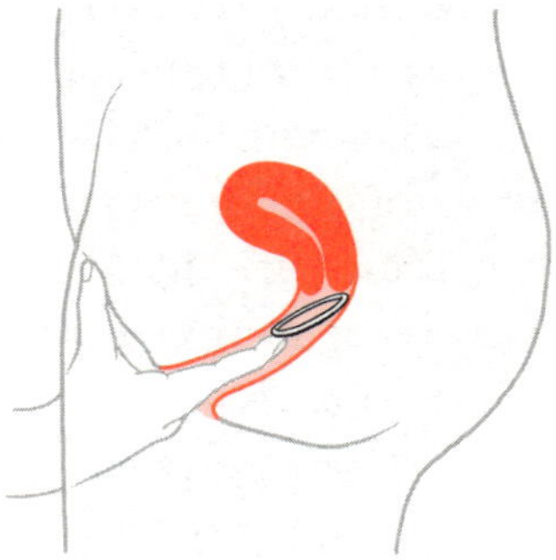

Verhütungsring in der Vagina

Schon gewusst?

Als First-Pass-Effekt wird die Umwandlung eines Arzneistoffes während der ersten Passage der Leber bezeichnet. Bei der Pille geht dadurch einiges an Wirkstoff verloren, weshalb sie höher dosiert sein muss als z. B. der Ring.

Der Verhütungsring wird alle drei Wochen gewechselt werden. Zwischen zwei Anwendungen sollte laut Beipackzettel eine einwöchige Pause sein. Es muss also nicht an die tägliche Einnahme eines Präparates gedacht werden. Prinzipiell ist eine Anwendung im Langzyklus als Off-Label-Use möglich, das heißt, der Wechsel erfolgt nach 3 Wochen ohne Pause.

Die Handhabung des Rings ist denkbar einfach: Zum Einsetzen drückt man den Verhütungsring leicht mit Daumen und Zeigefinger zusammen und schiebt ihn in die Vagina. Zum Herausziehen hakt man mit Zeige- oder Mittelfinger unter den Ring. Nicht einmal die genaue Höhe der intravaginalen Lage ist entscheidend für die Wirkung, da die Hormone von der Vaginalschleimhaut aufgenommen werden. Für Menschen mit Beckenbodenproblemen oder einer Vorwölbung der Blase, des Darms oder einem Vorfall der Gebärmutter, berührungsschmerzhafte Läsionen der Vulva und Vagina oder einem Vaginismus ist der Ring nicht geeignet. Auch bei einer Neigung zu schwerer Verstopfung könnte der Einsatz des Verhütungsrings möglicherweise ungünstig sein.

Die meisten Nutzer*innen und auch deren Sexualpartner*innen spüren den Ring gar nicht, wenn er gut liegt. Selbst, wenn er beim Sex mal vom Penis oder Dildo herausgefischt werden sollte, was sehr selten passiert, kann er einfach wieder eingesetzt werden. Theoretisch darf er auch mal in einem Zeitfenster von 3 Stunden außerhalb der Vagina verweilen, ohne dass dies den Verhütungsschutz negativ beeinflusst. In der Anwendungspause kommt es wie in der Pillenpause zu einer Blutung. Die ersten Modelle mussten bis zur Nutzung im Kühlschrank aufbewahrt werden, weshalb ich mich nach einer kurzen Episode gegen ihn entschieden hatte, bevor ich mit Mitte 20 eine mehrmonatige Rucksackreise antrat. Mittlerweile gibt es auch Modelle, die bei Raumtemperatur gelagert werden. Außerdem hatte ich in der Zeit das Gefühl, häufiger an vaginalen Pilzinfektionen zu leiden. Statistisch soll sich dieses Risiko aber nicht von anderen kombinierten hormonellen Verhütungsmitteln unterscheiden. Ein weiteres, jedoch sehr seltenes Risiko, stellt der Ringbruch dar. Allerdings ließen sich die bisher beschriebenen Fälle in den Jahren 2019 und 2020 laut BfArM vermutlich auf eine defekte Charge zurückführen.[47]

Schon gewusst?
Sowohl der Verhütungsring als auch das Verhütungspflaster gehören zur Patchwork-Familie der kombinierten hormonellen Verhütungsmittel und haben daher ähnliche Risiken und Nebenwirkungen wie die Mikropille.

Als der Verhütungsring auf den Markt kam, galt er als vielversprechende Neuheit. In den letzten Jahren hat er mit der wachsenden Skepsis gegenüber hormonellen Verhütungsmethoden an Beliebtheit eingebüßt. Auch das vaginale Einführen könnte ein Abtörner sein. Und im Vergleich zur Mikropille, die über ein gewisses Standing im Verhütungsmarkt verfügt, erhält er deutlich weniger Marketing. Dabei stellt der Ring eine gute und sichere Alternative zur Pille dar.

Checkliste:

- ☐ Wirkstoffe: Ethinylestradiol und Etonogestrel
- ☐ Wirkweise: wie die Mikropille mit allen Vorteilen und Nebenwirkungen
- ☐ Einnahmeintervall: 3 Wochen belassen, 1 Woche Pause. Langzyklus als Off-Label-Use möglich.
- ☐ Einnahmefenster für sicheren Wechsel oder bei Verlust: 3 Stunden (siehe Packungsbeilage)
- ☐ Möglicher Wirkverlust: durch Wechselwirkungen mit anderen Medikamenten
- ☐ Thromboserisiko: erhöht.
- ☐ Nicht geeignet z. B. bei Senkungsproblemen, schmerzhaften vaginalen Läsionen oder Vaginismus.
- ☐ Verschreibungspflichtig
- ☐ Kosten: 60 bis 90 Euro alle 6 Monate
- ☐ PI: 0,3 bis 0,65 (bis 7)
- ☐ Schützt nicht vor STIs!

Das Verhütungspflaster

Dieses Pflaster heilt oder verdeckt zur Abwechslung mal keine Wunden, sondern setzt in regelmäßigen Abständen einen Hormoncocktail aus Ethinylestradiol und Norelgestromin (einem Gestagen) frei, der über die Haut aufgenommen wird. Das Coole (wie auch beim Verhütungsring) ist, dass die Hormone nicht erst den Magen-Darm-Trakt passieren müssen, um zu wirken. Man klebt das Verhütungspflaster an eine Hautstelle, an der es gut hält, üblicherweise am Oberarm, Gesäß, Oberkörper oder Bauch, und wechselt es einmal pro Woche. Manche finden das von der Optik her nicht so schön, und ich erinnere mich bei meinem Versuch mit dem Pflaster an lästige Klebereste auf der Haut. Seltener sind Hautreizungen beschrieben. Nach der dritten Woche macht man gemäß Beipackzettel eine Woche Pause, wobei im Off-Label-Use auch beim Pflaster ein Langzyklus möglich wäre.

Eigentlich sollte das Pflaster beim Duschen, Schwimmen und selbst beim Sport an Ort und Stelle bleiben, sofern du nicht zu stark daran rubbelst oder dir regelmäßig Öl-Massagen und Erlebnisbad-Rutschen XXL gönnst. Du lachst? Keine Ahnung, warum, aber als ich das Pflaster ausprobiert habe, hat es sich zweimal gelöst: einmal auf der Wasserrutsche und einmal nach einer Schokoladenmassage – zwei Dinge, die ich sonst so gut wie nie mache. Unter normalen Bedingungen hat es bei mir aber gut gehalten, und das berichten auch die meisten Nutzer*innen, mit denen ich gesprochen habe. Löst es sich doch einmal, kann man es innerhalb von 24 Stunden ersetzen, ohne dass der Verhütungsschutz darunter leidet. Vergisst man, rechtzeitig zu wechseln, gilt sogar eine Toleranzzeit von maximal 48 Stunden. Wer zu spät nach der pflasterfreien Woche mit dem Kleben beginnt, sollte sicherheitshalber in den ersten 7 Tagen zusätzlich verhüten.

Verhütungsmythos enttarnt:
Man kann es nicht oft genug sagen: Auch lokal angewendete Hormone wie im Pflaster oder im Ring wirken im ganzen Körper. Daher gilt ein ähnliches Nebenwirkungsprofil inklusive eines erhöhten Thromboserisikos wie bei der Mikropille.

Noch eine interessante Info: Es ist kein Zusammenhang zwischen einer reduzierten Wirksamkeit kombinierter oraler Kontrazeptiva und steigendem Körpergewicht bekannt. Nur beim Pflaster ist diese Beeinträchtigung ab einem Körpergewicht von 90 kg nicht auszuschließen. Allerdings sollte bei Mehrgewicht ohnehin eher zu östrogenfreien Methoden gegriffen werden, vor allem wenn noch andere Risikofaktoren vorliegen, die eine Thrombose begünstigen.

Auch das Verhütungspflaster galt zu Beginn seiner Markteinführung als vielversprechend. Mittlerweile ist es kaum noch gefragt. Neben der Kritik an hormonhaltigen Verhütungsmitteln und kaum wahrnehmbarem Marketing könnte die Ästhetik des Aufklebers dabei eine Rolle spielen.

Checkliste:

- ☐ Wirkstoffe: Ethinylestradiol und Norelgestromin
- ☐ Wirkweise: wie die Mikropille mit allen Vorteilen und Nebenwirkungen
- ☐ Klebeintervall: 3 x Wechsel im Wochenrhythmus, dann 1 Woche Pause. Langzyklus im Off-Label-Use möglich.
- ☐ Toleranzzeit bei vergessenem Wechsel: 24 bis 48 Stunden (s. Beipackzettel)
- ☐ Möglicher Wirkverlust: durch Wechselwirkungen mit anderen Medikamenten, unbemerkte Ablösung des Pflasters.
- ☐ Thromboserisiko: erhöht
- ☐ Verschreibungspflichtig
- ☐ Kosten: ca. 40 Euro für 3 Monate
- ☐ PI: 0,3 bis 0,9 (bis 7)
- ☐ Schützt nicht vor STIs!

Austausch mit Anna

Welche kombinierten Kontrazeptiva verschreibst du am häufigsten und warum?

Am meisten verschreibe ich Mikropillen mit Levonorgestrel, weil diese am wenigsten das Thromboserisiko erhöhen. Aber ich gehe natürlich auch danach, wer da vor mir sitzt, was die Person möchte, ob andere Gestagene in Kombination sinnvoll sein könnten oder ob es Risikofaktoren gibt, die generell gegen eine östrogenhaltige Verhütung sprechen. Eine gute Alternative ist durchaus auch der Vaginalring, das Pflaster wird dagegen kaum mehr nachgefragt.

Wie oft treten deiner Erfahrung nach Nebenwirkungen auf und welche?

Das ist ganz schwer zu sagen, weil jeder Mensch anders reagiert. Tatsächlich sehe ich öfter Kopfschmerzen und Zwischenblutungen, gerade am Anfang. Einige Patient*innen berichten auch von Übelkeit oder Problemen mit der Verdauung. Eher etwas langfristiger können Stimmungsschwankungen oder Libidoveränderungen ein Thema werden. Aber das sind mehr die subjektiven Erfahrungswerte meiner Patient*innen. Die Studienlage ist nicht eindeutig. Viele merken auch erst nach Absetzen der Hormone, dass sich während der Einnahme etwas anders war.

Zu welchen Menschen passt eine kombinierte hormonelle Verhütung?

Zu Menschen, denen eine hohe Verhütungssicherheit sehr wichtig ist, die Kondome als unpraktikabel empfinden und die eben auch bereit sind, regelmäßig an eine Medikamenteneinnahme zu denken. Häufig sind das jüngere Menschen ohne Thromboserisiken, wohingegen Menstruierende ab 30 öfter nach Alternativen suchen.

Die Minipille (POP)

Im Gegensatz zur Mikropille enthält die Minipille nur ein Hormon, und zwar ein Gestagen. Das Präfix Mini bezieht sich nämlich nicht auf die Dosierung, sondern darauf, dass nur ein einziger Wirkstoff gewählt wurde. Daher spricht man auch von östrogenfreier Pille, Gestagenpille oder *progestin-only pill*, kurz POP. Von der 3-in-1-Verhütungswirkung des Gestagens hast du schon im Abschnitt zur Mikropille erfahren. Allerdings ist diese Eigenschaft derzeit nur den Gestagenpillen mit den Wirkstoffen Desogestrel und Drospirenon zu eigen, was diese unter den Minipillen besonders sicher macht. Hast du die Einnahme einmal vergessen, bieten beide ähnlich wie die Mikropille ein längeres Zeitfenster zum Nachholen: 12 Stunden (Desogestrel) und sogar bis zu 24 Stunden (Drospirenon) – bitte beachte die Angaben in der Packungsbeilage. Die Minipillen mit Levonorgestrel unterdrückt zwar nicht den Eisprung, kann aber als 2-in-1-Lösung auch sicher sein, solange sie wirklich pünktlich eingenommen wird. Bereits eine dreistündige Verspätung kann hier schon die Verhütungssicherheit beeinflussen. Wegen besserer Alternativen kommt sie deshalb heute kaum noch zum Einsatz.

Die Minipillen mit Desogestrel und Levonorgestrel werden im Langzyklus eingenommen, also täglich ohne Pause. Nur das Drospirenon hat bei seinem Einnahmeintervall 24+4 vier Placebo-Tabletten im Blister.

Schon gewusst?
Die klassische Minipille ist eigentlich nur die Levonorgestrel-Pille. Der Begriff Minipille hat sich jedoch auch als Synonym für alle Gestagenpillen eingebürgert.

Vom Nebenwirkungsprofil her scheinen reine Gestagenpillen etwas besser abzuschneiden als die Mikropille, zumindest was die östrogenbedingten Nebenwirkungen betrifft, wie Übelkeit,

Wassereinlagerungen und Brustschmerzen sowie Beschwerden, die in der Pillenpause auftreten (wie menstruelle Migräne, Krämpfe, Verdauungsprobleme, Heißhunger, Stimmungsschwankungen, Hautunreinheiten). Meiner Erfahrung nach treten dafür während des gesamten Einnahmezeitraums ein wenig häufiger Veränderungen der Stimmung und der Haut auf, die also nichts mit dem Hormonabfall in der Pillenpause zu tun haben. Ich habe hierfür aber keine Datenbeweise, und wie immer gilt natürlich: Was du empfindest, zählt und muss ernst genommen werden.

Der größte Vorteil der Minipille liegt darin, dass reine Gestagenpillen das Thromboserisiko nicht erhöhen. Daher sind sie auch geeignet für Menschen, die wegen ihrer persönlichen Risikofaktoren keine Mikropille einnehmen sollten, z. B. eine 38-jährige Raucherin oder eine übergewichtige Person mit Diabetes. Auch bei Migräne mit Aura stellen sie eine Option dar, sofern unter der Einnahme kein erneuter Migräneanfall auftritt. Oftmals wählen stillende Mütter, die verhüten möchten, eine Gestagenpille, wodurch sie ihren Beinamen »Stillpille« erhielt. Denn Gestagene gehen nur in geringen Mengen in die Muttermilch über und sollen keinen Einfluss auf die Milchbildung, ihre Zusammensetzung oder das Baby haben.

Dass Gestagenpillen trotz der verlängerten Einnahmeintervalle neuerer Präparate auch heute noch weniger oft verschrieben werden als Mikropillen, liegt daran, dass es ihre Anwender*innen deutlich häufiger Zwischenblutungen haben. Das gilt vor allem für die Pille mit dem Wirkstoff Desogestrel und Levonorgestrel, und zwar insbesondere in den ersten 6 Monaten und erfahrungsgemäß auch, wenn sie häufiger zu unterschiedlichen Uhrzeiten eingenommen werden. Und das stört viele Anwender*innen verständlicherweise enorm. Grund hierfür ist die unterschiedlich starke Unterdrückung der Follikelreifung und damit der Östrogenspiegel. Wegen des Langzyklus kann die Blutung langfristig aber auch ganz ausbleiben. Am zyklusstabilsten – also mit regelmäßiger leichter Hormonabbruchblutung und seltenen Zwischenblutungen – gilt zurzeit die jüngste Variante der POP-Familie mit dem Wirkstoff Drospirenon[48], wobei sie auch mit Abstand die teuerste ist.

Checkliste:

- ☐ Wirkstoffe: Desogestrel oder Drospirenon, Levonorgestrel heute nur noch selten.
- ☐ Wirkweise: hemmen den Aufbau der Gebärmutterschleimhaut, verdicken den Zervixschleim. Desogestrel und Drospirenon unterdrücken den Eisprung, Levonorgestrel nicht.
- ☐ Einnahmeintervall: Desogestrel und Levonorgestrel im Langzyklus, Drospirenon 24+4
- ☐ Sicheres Einnahmefenster bei Vergessen: Levonorgestrel 3 Stunden, Desogestrel 12 Stunden, Drospirenon 24 Stunden (Anweisungen in der Packungsbeilage beachten!)
- ☐ Möglicher Wirkverlust: durch Durchfall, Erbrechen, Wechselwirkungen mit anderen Medikamenten.
- ☐ Nebenwirkungsprofil: ähnlich dem der Mikropille, aber ohne Thromboserisiko oder Beschwerden wegen der Pillenpause, dafür häufiger Zwischenblutungen.
- ☐ Thromboserisiko: nicht erhöht
- ☐ PI: 0,3 bis 3 (bis 7)
- ☐ Verschreibungspflichtig
- ☐ Kosten: 19 bis 45 Euro pro Dreimonatspackung
- ☐ Schützt nicht vor STIs!

Die Hormonspirale

Die Hormonspirale ist ein kleines, T-förmiges intrauterines Pessar (ähnlich wie ihre Kollegin aus Kupfer), das in die Gebärmutter eingeführt wird. Sie gibt kontinuierlich Hormone ab, genauer gesagt das Gestagen Levonorgestrel, und das über einen Zeitraum von bis zu 8 Jahren!

Dadurch dass die Spirale direkt am Ort ihrer Wirkung appliziert wird, braucht sie im Vergleich zur Pille oder Spritze nicht so hohe Wirkdosen. Aber natürlich wirkt auch dieses Hormon im ganzen Körper – den Mythos der angeblich nur lokal wirkenden Hormone haben wir ja bereits enttarnt. Es gibt zur Zeit drei verschiedene Hormonspiralen auf dem Markt, die sich in Größe, Hormondosierung, Empfehlung zur Tragedauer und Preis voneinander unterscheiden: die Mirena® (3,2 x 3,2 cm, 52 mg, 5 bis 8 Jahre verwendbar, ca. 155 Euro), die Kyleena® (2,8 x 3,0 cm, 19,5 mg, 5 Jahre verwendbar, ca. 210 Euro) und die Jaydess® (2,8 x 3,0 cm, 13,5 mg, 3 Jahre verwendbar, ca. 170 Euro).

Als reine Gestagenverhütung ist die Wirkweise dieselbe wie bei der Minipille. Sie verdickt den Schleim im Gebärmutterhals als Spermienbarriere, hemmt den Aufbau der Gebärmutterschleimhaut und wirkt auf die Beweglichkeit der Eileiter. Tatsächlich kann, aber muss sie nicht zwingend den Eisprung unterdrücken, da sie nicht sicher die Ovulationshemmdosis überschreitet. Das macht aber nichts, da die übrige Wirkweise schon ausreicht, um eine exzellente Verhütungssicherheit zu erzielen.

Richtig toll an der Hormonspirale ist, dass man quasi ab sofort sicher verhütet. Laut Beipackzettel gilt sie ab 7 Tagen nach dem Einsetzen als sicher und man anders als bei den Pillen nicht ständig an sie denken muss. Nur gegen eines ist man nicht gefeit: dass sie verrutscht (medizinischer Fachbegriff: Expulsion). Wie bei der Kupferspirale, meinem Eindruck nach allerdings etwas seltener als bei dieser, passiert dies häufiger im ersten Anwendungsjahr, bei Myomen oder wenn sie kurz nach einer Geburt eingesetzt wird. Myome, Polypen der Schleimhaut oder eine außergewöhnliche Form der Gebärmutter können auch ein Grund dafür sein, dass das Einsetzen der Spirale erst gar nicht möglich ist. Entfernt man sie wieder, kann man theoretisch direkt im nächsten natürlichen Zyklus schwanger werden.

Schon gewusst?
Auch nach einer Fehlgeburt oder einem Schwangerschaftsabbruch ist die zeitnahe Einlage einer Spirale eine Option.

Die Hormonspirale wird genauso in die Gebärmutter eingelegt, wie ich es bereits bei der Kupferspirale beschrieben habe. Auch die Risiken beim Einsetzen sind vergleichbar. An hormonell bedingten Nebenwirkungen kann alles vorkommen, was ich bereits bei der Gestagenpille beschrieben habe. Wegen der niedrigeren täglichen Hormondosis, die von der Spirale in den Körper übergeht – die Hormone müssen ja nicht erst Magen, Darm und Leber passieren –, geht man davon aus, dass diese etwas seltener auftreten. Aber auch unter Anwendung der Hormonspirale werden Stimmungsschwankungen mit depressiver Verstimmtheit beschrieben. Da der Eisprung nicht sicher unterdrückt wird, kann PMS weiter ein Thema bleiben. Gerade für Menstruierende, die unter einer starken und schmerzhaften Periodenblutung leiden, eignet sich die Hormonspirale besser als ihr Kupfer-Pendant, da sie die Blutungsintensität langfristig reduziert und dadurch auch die menstruationsbedingten Schmerzen. Teilweise bleibt die Blutung nach einigen Monaten auch ganz aus. Bei der Mirena® passiert das meiner Wahrnehmung zufolge bei der Hälfte aller Patient*innen bzw. die Periode wird sehr selten und leicht. Bei den anderen beiden Modellen bleibt die Periode etwas öfter und mehr oder weniger regelmäßig erhalten. Etwas häufiger treten Zwischenblutungen auf, da die Ovulationshemmdosis durch das Levonorgestrel nicht sicher erreicht wird. Deshalb kommt es auch eher mal zur Neubildung von Follikelzysten unter der Hormonspirale, die zwar selten behandlungswürdig sind, aber schmerzhaft sein können und manchmal auch kontrolliert werden müssen.

Jeder Mensch reagiert natürlich anders auf die Spirale, manche finden sie großartig, andere haben nur zu Beginn leichte Beschwerden, wieder andere kommen überhaupt nicht damit zurecht. Wichtig ist wie immer, dass du auf deinen Körper hörst und bei Unsicherheiten oder Beschwerden mit deiner*m Gynäkolog*in in den Dialog gehst.

Checkliste:

- ☐ Wirkstoff: Levonorgestrel
- ☐ Wirkweise: wie die Minipille; hemmt nicht den Eisprung.
- ☐ Verwendungsdauer: je nach Modell 3 bis 8 Jahre
- ☐ Nebenwirkungsprofil: wie bei der Minipille; häufiger Zwischenblutungen oder Blutung bleibt ganz aus.
- ☐ Thromboserisiko: nicht erhöht
- ☐ Verschreibungspflichtig
- ☐ Kosten: bis zu 500 Euro für das Einsetzen (inklusive Spirale), zuzüglich ca. 40 Euro Lagekontrollen mit dem Ultraschall alle 6 Monate empfohlen, je nach individuellem Sicherheitsbedürfnis nach einem Jahr auch jährlich ok.
- ☐ PI: 0,06 bis 0,4, je nach Modell
- ☐ Schützt nicht vor STIs!

Das Hormonimplantat

Das Hormonimplantat, auch bekannt als Hormon- bzw. Verhütungsstäbchen oder Implanon®, ist ein kleines, 4 cm langes und 2 mm dickes, flexibles Stäbchen, das unter der Haut der Oberarminnenseite platziert wird. Darin befindet sich das Gestagen Etonogestrel, welches kontinuierlich freigesetzt wird, über alle Verhütungswirkweisen eines Gestagens verfügt und auch den Eisprung hemmt.

Ein klarer Vorteil: Die Verhütung ist extrem sicher, denn man kann bei der Anwendung eigentlich nichts falsch machen: Die Magen-Darm-Passage wird umgangen, man muss nichts regelmäßig einnehmen oder wechseln, und verrutschen tut es so gut wie nie. Nur alle 3 Jahre steht ein Wechsel an. Wie bei allen hormonellen Verhütungsmitteln muss auf mögliche Wechselwirkungen mit anderen Medikamenten geachtet werden.

An Nebenwirkungen sind ähnliche wie bei den reinen Gestagen-Präparaten möglich, häufiger werden unregelmäßige Blutungen beschrieben. So kann die Blutung sowohl ausbleiben als auch häufig und lang anhaltend vorkommen, was nicht selten der Grund ist, weshalb das Implantat wieder entfernt wird. Kopfschmerzen, Stimmungsveränderungen, sexuelle Lustlosigkeit, depressive Verstimmungen, ein Spannen der Brüste, Akne oder die für viele Menschen nicht unwichtige mögliche Gewichtszunahme stehen natürlich auch mit auf der Liste.

Das Einsetzen erfolgt unter lokaler Betäubung durch geschulte Ärzt*innen mithilfe eines Applikators ins subkutane Fettgewebe, ebenso wie auch der Wechsel oder das Herausnehmen. Dabei muss sorgfältig darauf geachtet werden, dass das Stäbchen im Ganzen entnommen wird, was zur Geschicklichkeitsübung werden kann. Das Stäbchen verrutscht nur in sehr seltenen Fällen. Auf einer der Patient*in ausgehändigten Karte wird notiert, wann die Einlage bzw. der Wechsel erfolgt ist. Der Zeitpunkt der Einlage findet zwischen dem ersten und fünften Zyklustag statt. Erfolgt der Wechsel zu einem späteren Zeitpunkt, sollte vorher ein Schwangerschaftstest gemacht und in der ersten Woche zusätzlich verhütet werden.

Schon gewusst?
Das Implantat wird in den weniger beanspruchten Arm gelegt. Dort kannst du seine korrekte Lage auch sehr gut selbst ertasten.

Lokale Beschwerden an der betreffenden Stelle wie Schmerzen, eine Schwellung, ein Bluterguss, Juckreiz oder eine Infektion können durch das Einsetzen oder Herausnehmen bedingt sein. Da das Implantat nicht so häufig angewendet wird, fehlt es vielen Ärzt*innen an der Routine, mir auch. Mit Gesamtkosten von ca. 340 Euro bei einer Liegedauer von 3 Jahren ist das Implantat vergleichsweise moderat. Wird es jedoch frühzeitig wieder entfernt, z.B. wegen Nebenwirkungen oder Kinderwunsch, dann stimmt das Preis-Leistungs-Verhältnis schnell nicht mehr. Es gibt mittlerweile eine Vielzahl hormoneller Verhütungsmittel, die ähnlich gut wirken, ein etwas besseres Nebenwirkungsprofil aufweisen und weniger invasiv sind. Daher ist das Verhütungsstäbchen als Verhütungsmethode für Einsteiger*innen eher nicht geeignet und auch sonst nur noch selten der Favorit. Trotzdem bleibt das Hormonimplantat eine valide Option, insbesondere für diejenigen, die eine längerfristige hormonelle Lösung suchen oder bereits gute Erfahrungen damit gemacht haben.

Checkliste:

- ☐ Wirkstoff: Etonogestrel
- ☐ Wirkweise: vergleichbar der Gestagenpille; unterdrückt den Eisprung.
- ☐ Liegedauer: 3 Jahre
- ☐ Nebenwirkungsprofil: vergleichbar dem anderer reiner Gestagenpräparate; häufiger unregelmäßige Blutungen.
- ☐ Thromboserisiko: nicht erhöht.
- ☐ Verschreibungspflichtig
- ☐ Kosten: ca. 300 Euro zuzüglich 40 Euro fürs Entfernen
- ☐ PI: 0 bis 0,3
- ☐ Schützt nicht vor STIs!

Die Dreimonatsspritze

Ähnlich wie beim Implantat nur alle drei Monate an Verhütung denken zu müssen, klingt ja eigentlich ziemlich super. Das bietet dir ebenfalls die Dreimonatsspritze, auch Depotspritze oder Verhütungsspritze genannt, und dazu eine hohe Verhütungssicherheit. In Deutschland sind drei Präparate mit den Gestagenen MPA oder NETA zugelassen. Die Depotspritze führt oftmals noch über die 3 Monate hinaus zu einer Unterdrückung der Ovarialfunktion. Das im Muskeldepot gespeicherte Gestagen geht nach und nach in die Blutbahn über und entfaltet seine Wirkung – du kennst das Spielchen mittlerweile.

Allerdings gibt es ein paar große Haken bei der Spritze, von denen du wissen musst. Im Vergleich zu anderen hormonellen Verhütungsmitteln werden deutlich mehr Nebenwirkungen beschrieben. Dazu gehören unregelmäßige Blutungen, Gewichtszunahme, vaginale Trockenheit oder Stimmungsschwankungen, die allesamt auf einen relativen Östrogenmangel zurückzuführen seien. Außerdem wurde bei einer über 2 Jahre liegenden Anwendungsdauer beobachtet, dass sich die Knochendichte signifikant reduzieren kann und damit das Risiko steigt, an Osteoporose zu erkranken. Daher sollte die Spritze nicht länger als nötig angewendet werden, und es sollte regelmäßig überprüft werden, ob es nicht doch eine Alternative gibt. Für Jugendliche, die noch im Wachstum sind, ist sie deshalb nicht geeignet. Zu allem Übel ist die Spritze auch noch das einzige reine Gestagenpräparat, das das Thromboserisiko erhöht, und zwar um den Faktor 3,6.[49] Letzter Minuspunkt auf der Liste: Es kann unter Umständen 1 Jahr und länger dauern, bis die Periode zurückkehrt, da das Depot in Muskulatur und Fettgewebe den Wirkstoff länger als 3 Monate speichern kann. Setzt man die Spritze wegen Kinderwunsch ab, ist das unpraktisch und kann unnötig verunsichern. Folglich dauert es auch länger, bis die Nebenwirkungen vollends verschwinden.

Neu wird die Spritze heute nur noch sehr selten verschrieben. Auch wird sie nur noch in Ausnahmefällen bei Menstruierenden angewendet, denen es schwerfällt, anders sicher zu verhüten. Gerate nun bitte trotzdem nicht in Panik, solltest du die Spritze seit Jahren nutzen und gut damit klarkommen. Die Nebenwirkungen müssen nicht in jedem Fall auftreten. Sprich am besten mit deiner Gynäkologin oder deinem Gynäkologen darüber, ob du mit der Dreimonatsspritze wirklich noch gut beraten bist oder es nicht vielleicht an der Zeit für einen Wechsel wäre.

Checkliste:

- ☐ Wirkstoff: MPA oder NETA
- ☐ Wirkweise: vergleichbar der Gestagenpille; unterdrückt den Eisprung.
- ☐ Dosierungsintervall: 1 Spritze intramuskulär alle 3 Monate
- ☐ Nebenwirkungsprofil: hat unter den hormonellen Verhütungsmethoden die meisten und stärksten Nebenwirkungen und wird daher nur selten gewählt.
- ☐ Thromboserisiko: erhöht
- ☐ Verschreibungspflichtig
- ☐ Kosten: ca. 20 bis 30 Euro zuzüglich 15 Euro für die Injektion alle 3 Monate
- ☐ PI: 0,2 bis 4
- ☐ Schützt nicht vor STIs!

Austausch mit Anna

Warum sollte man überhaupt zu östrogenhaltigen Verhütungsmitteln greifen, wenn es auch ohne Östrogene geht?

Weil der imitierte Zyklus mit Östrogenen einfach stabiler ist und es so sehr viel seltener zu Zwischenblutungen kommt, die von vielen als sehr lästig empfunden werden. Ich habe auch das Gefühl, dass unter der gängigsten Gestagenpille häufiger Hautunreinheiten auftreten. Außerdem trägt Östrogen zu unserem Wohlbefinden bei, und dieser Zusatz fehlt bei den POP eben.

Hat man unter der Hormonspirale noch einen Zyklus?

Viele Patient*innen spüren weiterhin ihren Eisprung und berichten auch über PMS- oder Wechseljahrsbeschwerden. Wobei diese dann schwerer zuzuordnen sind, weil die Periode ausbleiben oder sehr unregelmäßig werden kann. Grundsätzlich finde ich, dass die Hormonspirale eine super Sache ist. Viele Menschen möchten aber keinen Fremdkörper in ihrer Gebärmutter tragen.

Kommen Implantate und die Dreimonatsspritze eigentlich noch zum Einsatz?

Die Dreimonatsspritze ist meiner Meinung nach absolut überholt. Das Implantat ist durchaus eine Option, wenn gewünscht, wird bei mir aber kaum nachgefragt. Ich persönlich empfinde das Entfernen des Stäbchens aus dem Oberarm als eher schwierig und sehe da die Hormonspirale als bessere Alternative.

Notfallverhütung

Vaginalspülung, Husten nach dem Sex, Kopfstand ... Funktioniert alles nicht. Es gibt nur zwei Methoden, die als effektive Notfallverhütungsmittel gelten: die »Pille danach« und die »Spirale danach«. Das Mittel der ersten Wahl ist die »Pille danach«. Hat der Eisprung bereits stattgefunden, hilft nur noch die »Spirale danach«. Verfügbarkeit und Regulierung von Notfallverhütung variieren international erheblich, da sie von gesetzlichen Bestimmungen, politischer Einstellung und den kulturellen Normen abhängen. Ich bin sehr froh, dass die »Pille danach« in Deutschland seit einigen Jahren in der Apotheke frei erhältlich ist. Ein Triumph für die Selbstbestimmung der Menstruierenden und ein Meilenstein im Kampf gegen die Bevormundung durch das Patriarchat.

Die »Pille danach«

Die »Pille danach« ist kein Verhütungsmittel für jeden Tag! Sie ist allerdings das Notfallverhütungsmittel Nummer 1, wenn etwas schiefgelaufen ist. Abgesehen von der Sterilisation kann es immer einmal zu einer Verhütungspanne kommen. Auf dem Markt gibt es zwei Präparate, die unterschiedliche Wirkstoffe enthalten: zum einen Ulipristalacetat, einen selektiven Progesteronrezeptor-Modulator, Wirkstoff von ellaOne®, und zum anderen Levonorgestrel, wie etwa in der bekannten PiDaNa®. Beide Präparate bewirken, dass der Eisprung verhindert und um bis zu 5 Tage nach hinten verschoben wird.

Dabei kann Ulipristalacetat noch bis zu 5 Tage (120 Stunden) nach der Verhütungspanne mit relativ konstanter Wirksamkeit eingenommen werden und wirkt sogar noch kurz vor dem Eisprung, wenn das luteinisierende Hormon bereits angestiegen ist.[50] Im gesamten Zeitrahmen ist seine Wirksamkeit mit 75 bis 84 % beschrieben.

Die Einnahme von levonorgestrelhaltigen Präparaten ist nur bis zu 3 Tage (72 Stunden) nach der Panne sinnvoll: Je größer der zeitliche Abstand ist, desto deutlicher büßt es an Wirksamkeit ein. Diese ist mit 55 bis 60% beschrieben. Allerdings gilt für beide, sie so rasch wie möglich nach der Panne einzunehmen und natürlich nur eine von beiden. Die Zulassung gilt für alle Menstruierenden im gebärfähigen Alter, also auch für Jugendliche. Vor Vollendung des 21. Lebensjahrs können die Kosten von der gesetzlichen Krankenkasse erstattet werden, sofern ein Rezept vorgelegt wird.

Schon gewusst?

Bei einem Körpergewicht über 75 kg wirkt Ulipristalacetat besser als Levonorgestrel. Bei Letzterem wurde bei mehrgewichtigen Menschen ein Wirkungsabfall beobachtet. Dagegen ist Levonorgestrel in der Stillzeit günstiger, da nach der Einnahme nur eine kurze Stillpause (8 Stunden) eingelegt werden muss. Bei Ulipristalacetat wäre es eine ganze Woche – also total unrealistisch.

Die »Pille danach« ist in Deutschland seit dem 15.5.2015 frei in der Apotheke verkäuflich. Ich weiß das so genau, weil dieses Datum für mich als Ärztin in der gynäkologischen Notaufnahme eine große Erleichterung war. Denn eine Notaufnahme ist für Notfälle da – und ja, eine Verhütungspanne ist ein Notfall, jedoch nicht akut lebensbedrohlich. So rutschten Verhütungsnotfälle in meiner Triagierung nicht selten an die letzte Stelle. Damit verloren die Betroffenen unter Umständen kostbare Zeit bei der Einnahme, weil ich mich zuerst um blutende Menschen im OP oder Gebärende im Kreißsaal kümmern musste. Zudem bekamen sie leider das ein oder andere Mal den Zorn der überlasteten Ärztin zu spüren, die im 24-Stunden-Bereitschaftsdienst gerade mal 2 Stunden Pause zum Ausruhen gefunden hatte und dann mitten in der Nacht wegen einer Verhütungspanne aufstehen musste. Da macht es viel mehr Sinn, schnelle Hilfe durch Apotheker*innen zu bekommen, die dich auch sehr gewissenhaft und kompetent beraten können und dich nur bei ungewöhnlichen Konstellationen an eine gynäkologische Praxis verweisen.

Verhütungsmythos enttarnt:
Die »Pille danach« ist entgegen unqualifizierten Behauptungen keine Hormonbombe und zudem relativ nebenwirkungsarm. Außerdem ist sie KEINE Abtreibungspille.

Die Angst vor der Einnahme der »Pille danach« ist leider recht weit verbreitet: Schwere Nebenwirkungen durch die Hormone wie Thrombosen und starke Zwischenblutungen stehen im Raum. Dabei gilt die »Pille danach« als nebenwirkungsarm. Wie bei anderen hormonellen Präparaten kann es zu Übelkeit, Kopfschmerzen, Brustspannen, Schwindelgefühlen, leichten Bauchschmerzen oder Schmierblutungen kommen – das dann erfahrungsgemäß doch etwas häufiger. Ein erhöhtes Thromboserisiko ist nicht gegeben. Sollte die »Pille danach« kurz nach der Einnahme erbrochen werden, muss sie erneut eingenommen werden. Zudem sollte auf mögliche Wechselwirkungen mit anderen Medikamenten und auf Kontraindikationen geachtet werden – zu beiden Punkten finden sich detaillierte Informationen im Beipackzettel.

Die Wirkweise der »Pille danach« impliziert natürlich, dass es zur Verschiebung des Zyklus und zu einer verspäteten Menstruation kommen kann – also keine Panik, wenn sich deine Periode verspätet. Im Zweifel gilt aber natürlich, lieber einen Schwangerschaftstest zu machen und sich zu beruhigen. Außerdem wirkt »die Pille danach« nur temporär, d.h., du bist nicht für den Rest des Zyklus geschützt und solltest daher zusätzlich verhüten. Beachte bei Verhütungspannen mit hormonellen Verhütungsmitteln bitte genau die Anweisungen im Beipackzettel.

Ist der Eisprung bereits erfolgt, haben die »Pillen danach« weder Einfluss auf die Befruchtung noch auf das Einnisten der befruchteten Eizelle. Dennoch ist es sinnvoll, vorab einen Schwangerschaftstest zu machen, damit du sie nicht umsonst schluckst. Mich macht die Bezeichnung »Abtreibungspille« genauso wütend wie die Behauptung einer erhöhten Thrombosegefahr, denn beides ist nach aktuellem wissenschaftlichem Stand schlichtweg falsch. Die eigene Unwissenheit und Scham sowie manipulative Falschaussagen im Netz können schwerwiegende Folgen haben. Ich hoffe, ich konnte etwas Licht ins Dunkel bringen und du kannst nun gezielt und ohne schlechtes Gewissen auf die »Pille danach« zurückgreifen, wenn du sie brauchst.

Checkliste:

- ☐ Wirkstoffe: Ulipristalacetat oder Levonorgestrel
- ☐ Wirkweise: verschieben den Eisprung um ca. 5 Tage.
- ☐ Einnahmefenster: Ulipristalacetat bis zu 120 Stunden nach der Verhütungspanne und auch noch kurz vor dem Eisprung; Levonorgestrel bis zu 74 Stunden nach der Verhütungspanne.
- ☐ Wirksamkeit: 74 bis 85 % Ulipristalacetat bzw. 55 bis 64 % Levonorgestrel
- ☐ Nebenwirkungsprofil: eher nebenwirkungsarm. Keine Abtreibungspille!
- ☐ Thromboserisiko: nicht gegeben
- ☐ Kosten: ca. 18 Euro Levonorgestrel bzw. ca. 35 Euro Ulipristalacetat
- ☐ Ggf. zusätzlich an STI-Testung denken.

Die »Spirale danach«

Sollte der Eisprung bereits stattgefunden haben, ist die »Spirale danach« die einzige Notfallverhütung, die noch Wirkung zeigen kann. Eine Zulassung für diese Nutzung gibt es nur für die verschiedenen Modelle der Kupferspirale und die Kupferkette, nicht aber die Hormonspirale. Denn das Kupfer beeinflusst, wie du bereits weißt, umgehend das Milieu in der Gebärmutter und in den Eileitern und beeinträchtigt so die Befruchtungsfähigkeit der Spermien und eine mögliche Einnistung der Eizelle. Sie ist die effektivste Form der Notfallverhütung und wird seit Neuestem sogar als Methode der Wahl empfohlen, gerade für Menschen, die langfristig verhüten möchten sowie für Menschen mit einem BMI > 30 m^2/kg Körpergewicht, bei denen die Wirkung der hormonellen Notfallkontrazeption herabgesetzt sein kann.

Die »Spirale danach« muss spätestens bis zum 5. Tag nach einem ungeschützten Geschlechtsverkehr eingesetzt werden und hat eine Verhütungssicherheit von 99 %. Sie darf nicht verwendet werden, wenn man bereits schwanger ist – daher wird vorab ein Schwangerschaftstest gemacht – oder bestimmte Uterusfehlbildungen, Veränderungen oder Entzündungen bekannt sind. Nicht jede*r Gynäkolog*in bietet die Einlage in ihrer oder seiner Praxis an. Häufig tun dies aber ambulante medizinische Zentren oder Einrichtungen wie pro familia oder Familienplanungszentren. Das Einsetzen folgt demselben Muster wie bei der normalen Spirale.

Mein Tipp:
Du bist dir sicher, dass dein Eisprung schon stattgefunden hat, weil du z. B. mit einer symptothermalen Methode deinen Zyklus trackst, und du musst notfallmäßig verhüten? Dann melde dich zügig in (d)einer gynäkologischen Praxis oder such dir umgehend eine*n Ansprechpartner*in, die die »Spirale danach« einsetzen kann.

Checkliste:

- ☐ Wirkstoff: Kupfer
- ☐ Wirkweise: wie Kupferspirale und Kupferkette
- ☐ Anwendungsfenster: bis zu 5 Tage nach dem ungeschützten Sex einsetzbar.
- ☐ Wirksamkeit: bis zu 99 %
- ☐ Nebenwirkungsprofil: siehe Kupferspirale und Kupferkette
- ☐ Kosten: siehe Kupferspirale
- ☐ Ggf. zusätzlich an STI-Testung denken.

Verhütung für Menschen mit Penis – der steinige Weg bis zur Marktreife

Diskussionen über dieses Thema versanden meist rasch wieder: »Was können Männer denn schon groß machen, außer Kondome zu benutzen oder sich sterilisieren zu lassen?« Ja, das sind in der Tat auf den ersten Blick die beiden einzigen Möglichkeiten, die es derzeit auf dem offiziellen Verhütungsmarkt gibt für den verantwortungsbewussten Menschen, der Spermien bildet und aktiv seinen Beitrag zur Verhütung leisten möchte. Natürlich kann man sich noch aus partnerschaftlicher Solidarität für die symptothermale Methode interessieren, aber das war's dann auch.

Fällt dir was auf? Erstens: Das ist ziemlich wenig. Zweitens: Man kann nur zwischen Müll produzierender Einmalnutzung und einer Entscheidung für immer wählen. Und drittens: Die Einnahme von Hormonen wird nicht einmal in Erwägung gezogen. Fragt sich eigentlich niemand, ob es da nicht noch etwas anderes gibt? Doch!

Bei meiner Suche nach Alternativen wurde ich schneller und – nach einem sehr inspirierenden Gespräch mit Maxime Labrit, dem Erfinder des Andro-Switch (dazu gleich mehr) – vielfältiger fündig, als ich es mir in meinen kühnsten Träumen ausgemalt hatte. Es gibt nicht erst seit gestern eine Fülle von Ideen zu Verhütungsinnovationen, die von Tüftlern in anwendbare Prototypen gebaut werden, und Menschen, die sich zusammenschließen, um diese nach vorne zu bringen. Möglicherweise schüren manche der folgenden Methoden bei dem ein oder anderen Kastrationsängste: Keine Panik! Alle Methoden werden ausgiebig und durch offizielle Stellen überprüft, bevor sie als Verhütungsmittel zugelassen werden. Aber werdet gerne schon mal mit den zukünftigen Neuerungen warm, denn die Zeit ist überreif für Veränderungen.

Also spitz die Ohren: Hier kommen die abgefahrenen Neuigkeiten vom Verhütungsmarkt für Männer und spermienproduzierende Menschen aus der Kategorie »megafortschrittlich und absolut nicht zu verrückt, um wahr zu werden«.

Thermische Methoden

Eine richtig heiße Sache auf dem Forschungsmarkt der Verhütungsinnovationen sind thermische Methoden für die Hoden. Sie stützen sich auf die Tatsache, dass für die Spermienproduktion eine Temperatur unter der normalen Körpertemperatur erforderlich ist. Daher ist der Hoden das einzige ausgelagerte Körperteil des Menschen. Hoden, die in der embryonalen Entwicklung nicht aus dem Bauchraum absteigen, produzieren keine funktionsfähigen Spermien. Kluge Menschen haben sich also die Frage gestellt, ob man diesen Effekt nicht auch temporär durch das Erwärmen der Hoden erreichen könnte. Und in der Tat gibt es diverse Eier erwärmende Ideen, an denen schon seit geraumer Zeit gearbeitet wird.

Die Ärztin Martha Vögeli erforschte bereits zwischen 1930 und 1950 das **Hodenbaden** und stellte fest, dass es zu einer temporären Unfruchtbarkeit kommt, wenn man die Hoden 3 Wochen lang jeden Tag für 45 Minuten in 47 °C heißes Wasser tunkt. Sogar John Rock, einer der Urväter der Pille, experimentierte mit seinen Studierenden in den 1960er-Jahren mit warmen Wasserbädern, Infrarotlampen und Hodensackhaltern, die »Rocks heiße Höschen« genannt wurden.[51] Leider verhalf er diesem Ansatz nicht zum Durchbruch.

In den 1980er-Jahren griff das Kollektiv der Züricher Hodenbader die Idee des Wasserbads wieder auf[52] – mit 45°C –, als Initiative für eine gleichberechtigte Verhütung und Protest gegen das Patriarchat. Die Gruppe löste sich allerdings bald auf, weil ihr Experiment in die Anfangszeit von Aids fiel und Kondome für den Schutz vor HIV unverzichtbar wurden.

Um die gleiche Zeit gab es auch schon erste Prototypen einer **Hodenhochstand-Unterhose,** auch **Jockstrap** genannt, die die Hoden in die Leiste verlagert, dort hält und so deren übliche Betriebstemperatur von ca. 34,5 °C (in ihrer eigentlichen Position außerhalb des Körpers) auf 36,5 °C (nach Hochlegung in die Leiste) erhöht und dadurch die Spermien-Neuproduktion stoppt. Solche Modelle sollen 15 Stunden am Tag getragen werden, um nach durchschnittlich 3 Monaten eine Sterilität zu erreichen.[53] Mit der Zeit entstanden auch **Thermo-Unterhosen** mit eingebautem Heizkissen, z.B. SpermaPause® von Jemaya Innovations.[54] Hierbei sei eine etwas kürzere tägliche Tragedauer von nur 3 Stunden ausreichend. In der Thermoabteilung gilt der Grundsatz: Je heißer, desto kürzer. Aber bitte nicht verbrennen!

Mein Tipp:
Für alle, die gerne nähen und sich an ein besonders heißes Schlüpperprojekt wagen möchten: Auf Youtube gibt es DIY-Anleitungen für Jockstraps.

Und dann bin ich auf meiner Suche noch auf ein **Ultraschallbad** für den Hoden namens Coso®[55] gestoßen, bei dem die Tiefenwärme der Ultraschallwellen genutzt werden sollte, um die Spermienbildung zu unterdrücken. Leider scheiterte dieses Designprojekt an der Umsetzung. Aber bist du auch erstaunt, was man allein durch Wärme erreichen kann?

Die meiner Meinung nach vielversprechendste Innovation im thermischen Sektor ist zur Zeit der Verhütungsring namens **Andro-Switch**. Er wurde von dem Franzosen Maxime Labrit erfunden, dem aktuell wohl bekanntesten Visionär und Aktivisten in Sachen gleichberechtigter Verhütung. Die erste Version war bereits 2016 für kurze Zeit erhältlich, bevor sie wegen fehlender CE-Zertifizierung als Medizinprodukt wieder vom Markt genommen werden musste. Es handelt sich dabei um einen Silikonring, der über den Penis bis zu seiner Basis gestreift wird. Dann zieht man vorsichtig die Hodenhaut durch den Ring, so dass die Hoden aus dem Sack nach oben Richtung Bauchraum auf Höhe des Leistenkanals rutschen und einen künstlichen Hodenhochstand bewirken.

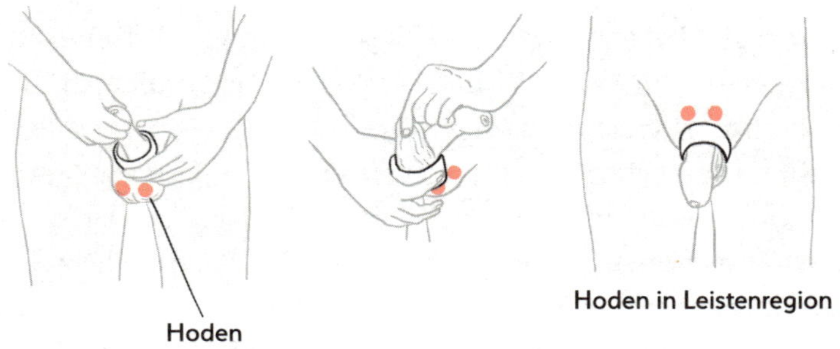

Der Andro-Switch

Den Andro-Switch gibt es in verschiedenen Größen, und auf der Website von Labrits Firma Thoreme steht eine detaillierte Anleitung, wie man den *Perfect Fit* herausfindet. Der Ring soll täglich 15 Stunden getragen werden, analog zum Jockstrap. Bei korrekter Nutzung soll laut Maxime und bisherigen Erfahrungen zufolge nach ca. 3 Monaten eine Verhütungssicherheit von 99,5 % gewährleistet sein, allerdings braucht es für solide Aussagen noch mehr Daten. Angaben aus großen Studien gibt es vorläufig noch nicht, aber regelmäßige Spermiogramme, die unter der Anwendung thermischer Methoden generell empfohlen werden, bieten ja eine ziemlich exakte Kontrollmöglichkeit.

Bis auf Anlaufschwierigkeiten bei der Handhabung, Hautirritationen, Schweißentwicklung und ein anfängliches Druckgefühl oder leichte Schmerzen am Hoden sowie eine kaum sichtbare Verringerung des Hodenvolumens sollen keine Nebenwirkungen zu erwarten sein. Nach längerem Tragen soll man den Ring kaum noch spüren.

Dennoch wirkt die lange tägliche Tragedauer auf den ein oder anderen durchaus abschreckend. Kritiker*innen befürchten, dass bei der Langzeitanwendung eine anhaltende und damit nicht reversible Sterilität eintreten oder sogar Hodenkrebs begünstigt werden könnte, ähnlich wie bei Menschen mit sogenannten Bauchhoden. Allerdings gibt es bisher keine Beweise dafür, dass dies auch für den temporär gewählten Hodenhochstand durch die Nutzung des Andro-Switch oder anderer thermischer Methoden gilt. Bei Bauchhoden spielt ja auch die Genetik eine Rolle. Zumindest zum Andro-Switch laufen Langzeitstudien, die diese Befürchtung widerlegen sollen.

Man weiß bereits, dass in den ersten 6 bis 9 Monaten der Anwendung des Silikonrings eine Reversibilität gegeben ist, und Erfahrungswerte aus dem Kollektiv rund um Maxime Labrit, das den Ring auf eigene Verantwortung bereits vor der CE-Zertifizierung nutzt, weisen darauf hin, dass eine sichere Nutzung auch in deutlich längeren Zeiträumen möglich ist. Zudem wird als präventive Maßnahme (analog zur Abtastung der Brust bei der Brustkrebsvorsorge) eine regelmäßige Selbstuntersuchung der Hoden empfohlen, um Hodenkrebs – an dem jeder Mensch mit Hoden erkranken kann – frühzeitig zu erkennen. Nicht geeignet ist der Ring, wenn Anomalien oder Vorerkrankungen im Bereich des Beckens, der Leiste, des Penis oder der Hoden bekannt sind. Der Andro-Switch könne theoretisch auch beim Sex angelassen werden, müsse er aber nicht. Entscheidend für die empfängnisverhütende Wirkung ist das regelmäßige Tragen.

Verhütungsmythos entlarvt:
An Konsistenz, Farbe oder Geruch des Spermas ändert sich durch die Anwendung thermischer Methoden nichts. Denn die fehlenden Spermien machen weniger als 1% des Gesamtvolumens des Spermas aus.

Um den Andro-Switch als Medizinprodukt in Europa zu zertifizieren (CE), wirbt die Genossenschaft Entrelac – die sich zum Ziel die Markteinführung sogenannter männlicher Verhütungsmittel und den Zugang für alle gesetzt hat – Gelder ein und verkauft Anteile am Erfolgsprodukt. Die bereits erwähnte US-amerikanische Stiftung Male Contraceptive Initiative, die speziell nicht hormonelle, reversible Innovationen auf dem Verhütungsmarkt für Menschen mit Penis unterstützt, hat mit 300 000 Dollar bereits erste Studien ermöglicht. Ich habe selbst mit Maxime gesprochen – das geht übrigens ganz einfach jeden Dienstag von 19:00 bis 21:30 Uhr über einen Zoom-Link, den du auf der Website von Thoreme findest. Maximes Enthusiasmus ist ansteckend und sein beständiger Aktivismus beeindruckend. Er ist optimistisch, dass der Andro-Switch 2028 ganz offiziell als CE-zertifiziertes Verhütungsmittel erhältlich sein wird und viele andere Innovationen, auf die ich gleich eingehen werde, folgen werden. Bis dahin bietet Thoreme für unerschrockene Fans und Aktivist*innen auf der Unternehmenswebsite als »Hommage an die testikuläre Empfängnisverhütung« einige Dekorationsgegenstände als sogenannte »reversible Talismane« an.

2022 wurde auf der Website von Thoreme zudem als Weiterentwicklung des Andro-Switch die DIY-Anleitung zum Selbermachen eines **Andro-Swatch** veröffentlicht. Dieses Silikonteil ist mit einem größenverstellbaren Armband vergleichbar und kann mit einem 3-D-Drucker selbst hergestellt werden. Die Anleitung steht zum Download lizenzfrei im Netz. Hier trifft ein Open-Source-Projekt auf Verhütungsaktivismus. Ich bin über die Maßen beeindruckt von diesen Freigeistern!

Maxime weiß aber auch über andere Innovationen Bescheid. So berichtete er mir von einem deutschen Start-up, der RoNikJa GmbH, die ein Gerät namens **COCOONER** entwickelt hat, das die Nebenhoden über Elektroden schmerzfrei erwärmt und so die Spermien bewegungsunfähig macht. Nach nur 5 bis 7 Minuten Anwendung sollen die Spermien gleich für 4 Wochen lahmgelegt werden. Nach spätestens 8 Wochen kehre jedoch die volle Zeugungsfähigkeit zurück. Mit einem zusätzlichen Gerät, dem

Sperm View, soll ähnlich wie bei einem Spermiogramm eine Erfolgskontrolle ganz einfach zuhause möglich werden. Das Start-up ist auf der Suche nach Investor*innen, damit diese vielversprechende Idee in Zukunft käuflich erwerb- und nutzbar wird.

In Frankreich gibt es übrigens schon seit Langem verschiedene Bewegungen wie die Zéro Millions in Paris, die über thermische Verhütung aufklären, diese anwenden und Workshops für Hodenhochstandsunterhosen anbieten. Sie werden sogar von Planning familial, dem französischen Pendant zu pro familia, unterstützt, die ebenfalls der thermischen Verhütung interessiert gegenüberstehen.[56] Das European Network of Shared Contraception (ENSC) ist eine gemeinnützige Organisation, die sich der Förderung der Zeugungsverhütung widmet und für diese sensibilisieren will. Das erste deutsche Benutzer*innen-Komitee heißt »Gemeinsame Verhütung« und ist in Frankfurt ansässig. Unabhängig davon gibt es das Emanzipatorische Verhütungskollektiv Leipzig. Beide informieren über Methoden der Zeugungsverhütung in offenen Treffen, Workshops oder Vorträgen, ihr Fokus liegt dabei auf der thermischen Verhütung und der Vision einer gleichberechtigten Verhütung.

Bitte beachte bei all meinem Enthusiasmus diesen Disclaimer: Sämtliche thermischen Verhütungsmethoden befinden sich zur Zeit noch in der Entwicklung. Die offizielle Empfehlung lautet bisher, sie nur anzuwenden, wenn sie von Fachleuten unterstützt und überwacht wird, also im Rahmen einer Studie. Was unterhalb des offiziellen Radars passiert, unterliegt der Eigenverantwortung.

Die thermische Verhütung mag vielleicht (noch) nicht ganz marktreif sein und vielleicht mag sie auch nicht jede*n ad hoc als das neue *Must-have* für die eigenen Genitalien überzeugen. Aber diese Entwicklungen zeigen mir, dass wir noch einige Asse an Verhütungsalternativen im Ärmel haben, die dringend finanzieller Entwicklungshilfe bedürfen.

Checkliste:

- ☐ Wirkmittel: Hodenhochstandsunterhose, Thermounterhose, Andro-Switch und -Swatch
- ☐ Wirkweise: Wärme unterdrückt die Spermienneubildung.
- ☐ Wirkdauer: 1-2 Monate plus X vermutet, abhängig von der Methode und bei Anwendung im empfohlenen Intervall.
- ☐ Anwendungsintervall: 15 Stunden pro Tag bei Ring und Jockstrap, ca. 3 Stunden bei der Thermounterhose
- ☐ Nebenwirkungsprofil: bis auf Hautirritationen, ein anfänglich ungewohntes Tragegefühl und ein minimal verringertes Hodenvolumen wahrscheinlich nebenwirkungsarm; Reversibilität und Krebsrisiko werden weiter untersucht.
- ☐ Forschungsstand: klinische Studien werden benötigt bzw. laufen; die CE-Zertifizierung Andro-Switch wird für 2028 angestrebt.
- ☐ Schützt nicht vor STIs!

Eine Barriere im Samenleiter

Die bekannteste Methode, die am Samenleiter ansetzt und den Weg der Spermien ins Ejakulat verhindert, ist die Vasektomie. *Fun Fact:* Sie wurde ursprünglich erfunden, um die Potenz zu steigern, weil der kraftvolle Samen im Körper belassen und nicht nach außen verschwendet werden sollte. Der Gedanke daran, dass sich jemand mit einem Skalpell oder einer Spritze in den Intimbereich wagt, lässt viele Menschen zurückschrecken. Dabei zeigt die Erfahrung, dass eher mit mehr Standhaftigkeit zu rechnen ist, wenn die Zeugungsgefahr gebannt ist.

Neuere Methoden, die am Samenleiter ansetzen, sind sogar noch weniger invasiv als die Vasektomie und wollen zu 100 % reversibel sein. Das klingt doch erst mal vielversprechend. Schauen wir uns einmal genauer an, was da in der Pipeline schlummert.

Am längsten geforscht wird wohl am **RISUG®** (Reversible Inhibition of Sperm Under Guidance).[57] RISUG® ist ein weiches **Gel,** basierend auf Styrol-Maleinsäureanhydrid-Copolymeren (SMA), das in die Samenleiter injiziert wird. Die Idee dahinter: Sind die Rohre verstopft, gelangt kein Spermium mehr ins Ejakulat und die Ejakulation passiert samenfrei bzw. ohne Spermien, die befruchtungsfähig sind, da in einer Weiterentwicklung zusätzlich die spermizide Wirkung durch zugesetzte Partikel wie Eisenoxid oder Kupfer erhöht wird. Die Erektions- und Ejakulationsfähigkeit wird nicht davon beeinflusst.

Der Eingriff zum Platzieren des Gels wird von den bisherigen Testpersonen als schmerzfrei beschrieben und dauert alles in allem kaum 15 Minuten. Die Wirkung soll schon wenige Wochen nach der Injektion als sicher gelten, kann mittels Spermiogramm überprüft werden und soll 10 bis 15 Jahre anhalten. Doch nicht jede*r möchte sich auf einen derart langen Zeitraum festlegen. Daher gibt es ein Gegenmittel aus Dimethylsulfoxid (DMSO) und Natriumhydrogencarbonat, mit dem sich das Gel wieder auflösen lässt.

Schon gewusst?

Die Samen aus dem durch das Gel ausgelösten Samenstau bleiben nicht für immer in der Warteschleife. Sie werden einfach nach einer gewissen Zeit vom Körper resorbiert und frische Spermien werden nachproduziert.

Entwickelt wurde das Gel bereits in den 1970er-Jahren von dem Forscher Sujoy K. Guha am Indian Institute of Technology Kharagpur und stand 2002 kurz vor der Markteinführung. Damals stoppte die WHO den Vorgang wegen Unregelmäßigkeiten bei den Studien. Daraufhin geriet die Weiterentwicklung leider ins Stocken. Soweit man den Informationen im Netz trauen darf, wird jedoch weiter daran geforscht.

2010 erwarb die US-amerikanische Forschungsstiftung Parsemus das Patent zur Herstellung des Hydrogels für den US-amerikanischen Markt und nahm die Forschung am Gel, das in **Vasalgel™** umbenannt wurde, wieder intensiver auf. Bereits 2017 hätte Vasalgel™ seine Markteinführung erleben sollen. Aber es fehlten ausreichend lange Beobachtungszeiträume, um die Langzeitanwendung in Bezug auf potenzielle Nebenwirkungen, die Verhütungssicherheit und Reversibilität abschließend beurteilen zu können. Tierexperimentelle Studien an Affen, Ratten und Kaninchen zeigen bislang auf ganzer Linie gute Ergebnisse. Die Tiere wurden weder impotent oder unfruchtbar noch erhöhte sich durch den Samenstau das Risiko für Hoden- oder Prostatakrebs. Klinische Studien der Phase III, in denen es darum geht, die Wirksamkeit und Sicherheit beim Menschen auf lange Sicht zu bestätigen, laufen derzeit. Bislang scheint es den tapferen Proband*innen ganz wunderbar zu gehen.

Laut Website der Parsemus Foundation und ihrem Kooperationspartner Next Life Science soll Vasalgel™ bereits 2026 auf dem US-amerikanischen Markt unter dem Produktnamen Plan A™ erhältlich sein. Aber schon des Öfteren schien in der Geschichte der Zeugungsverhütung die Markteinführung zum Greifen nah, nur um dann im letzten Moment gecancelt zu werden. Es bleibt also abzuwarten, ob es 2026 endlich den Durchbruch für die Gelblockade gibt.

Bei meiner Suche nach Barrieremethoden im Samenleiter habe ich noch ein drittes Hydrogel entdeckt, **ADAM™** von der Firma Contraline.[58] Seit 2022 läuft hierzu die erste klinische Phase-I-Studie mit 25 Menschen in Australien. Die Studie ist auf 3 Jahre angelegt, und es wurde bereits von Spermiogrammen berichtet, die eine Unfruchtbarkeit belegten. Das Besondere an ADAM™ ist, dass es sich nach zwei Jahren von selbst auflösen soll. Das wäre ein klarer Vorteil für Menschen, die nur mittelfristig verhüten möchten.

Und zu guter Letzt bin ich dann noch auf eine richtig abgefahrene Sache gestoßen: **The Sperm Switch** (ehemals SLV-Bimek, nach seinem Erfinder Clemens Bimek[59]). Dahinter verbirgt sich ein **Samenleiterventil**, das in Deutschland entwickelt wurde. Es soll zukünftig Männern und Menschen mit Hoden möglich werden, das Ventil in einem kleinen ambulanten Eingriff von Androlog*innen einsetzen zu lassen. Eine Zeugungsunfähigkeit müsste in ähnlicher Latenzzeit wie bei der Vasektomie eintreten. Allerdings wäre diese durch den Schalter am Ventil jederzeit und verlässlich rückgängig zu machen. Und der Anwendende müsste die Samenleiterventile nur öffnen, wenn ein Kind gezeugt werden soll. Wie bei allen Innovationen in dieser Rubrik werden Investor*innen und Studienteilnehmende gesucht.

Für mich haben diese Samenleiterbarrieren das Potenzial, den Verhütungsmittelmarkt zu revolutionieren: Sie sind praktisch, sinnvoll und risikoarm. Zudem sind die Gele günstig in der Herstellung und bieten mit der Einmalinjektion Verhütungssicherheit für einen langen Zeitraum. Wenn nun noch endgültig bewiesen werden kann, dass ihre Wirkung tatsächlich reversibel ist und keine Gesundheitsgefahr besteht, hätten sie doch eigentlich das Potenzial, zum absoluten Verhütungsschlager auf der ganzen Welt zu werden, oder?

Checkliste:

- ☐ Wirkstoff: Gel oder Ventil
- ☐ Wirkweise: verschließt die Samenleiter – permanent oder temporär.
- ☐ Wirkdauer: beim Gel je nach Präparat zwischen 2 bis zu 10 oder 15 Jahren; kann mit einem Gegenmittel bei Bedarf verkürzt werden; ADAM™ löst sich selbst auf. Schalter kann selbständig betätigt werden.
- ☐ Verabreichung: kleiner ambulanter Eingriff, Gel mittels Injektion
- ☐ Nebenwirkungsprofil: wahrscheinlich sehr nebenwirkungsarm

- ☐ Forschungsstand: seit Langem bereits Studien zu RISUG™ und Vasagel™, neu zu ADAM™. Reversibilität und Hodenkrebsrisiko müssen noch weiter untersucht werden; das Ventil steht noch am Anfang.
- ☐ Schützt nicht vor STIs!

Pille, Spritze oder Gel?

Die hormonelle Verhütung für geborene Männer steht ähnlich lange im Augenmerk der Forschung wie die für geborene Frauen. Dennoch ist bisher keine Verhütungspille für spermienproduzierende Menschen auf dem Markt – eine Pille, mit der sich eine stabile Erektion erreichen lässt, hingegen schon. Die historisch begründeten Ursachen dafür haben wir bereits ausführlich diskutiert: das Patriarchat und so weiter.

Trotzdem möchte ich festhalten, dass es Ansätze hormoneller Verhütung für jedermensch gibt. Zwar bislang weniger vielversprechend als All-in-one-Pille wie bei der Mikropille, dafür aber umso mehr als Gel plus Tablette. Und in Zukunft könnten auch Enzyme und Pflanzenstoffe, welche die Spermienbeweglichkeit hemmen, als »Pille für den Mann« bekannt werden. Doch bleiben wir vorerst bei den Hormonen:

Für die Spermienproduktion ist, ähnlich wie für die Follikelreifung, das Zusammenspiel der Hypothalamus-Hypophysen-Nebennieren-Achse wichtig. Führt man Männern bzw. spermienbildenden Menschen eine hohe Dosis an Testosteron zu, kommt es über einen negativen Feedback-Mechanismus zu einer Unterdrückung der körpereigenen Testosteronproduktion, die Testosteronkonzentration im Hoden sinkt, und das unterdrückt die Spermienproduktion. Solch hohe Testosteronkonzentrationen würden aber nicht spurlos am Körper vorbeigehen, sondern könnten zu teils starken Nebenwirkungen führen wie Akne, einer Erhöhung der Blutfettwerte und des Thromboserisikos, zu Kopfschmerzen, Prostatabeschwerden, Stimmungsschwankungen und sogar Bluthochdruck. Ähnliche Auswirkungen lassen sich bei Dopingfällen im Sportbereich oder der Testosterongabe bei einer Transition beobachten.[60] In Frankreich soll es Menschen geben, die *off-label* mit Testosteron verhüten, erzählte mir der Sozialwissenschaftler und Experte für Zeugungsverhütung Fabian Henning, den ich zum Faktencheck für dieses Kapitel befragt habe.

In bisherigen Versuchen wurde das Testosteron als Tablette, Spritze, Gel, Pflaster oder sogar über ein Implantat verabreicht. Zudem gibt es kombinierte Ansätze mit GnRH-Antagonisten (dasselbe Gonadotropin-Releasing-Hormon, das bei geborenen Frauen den Sexualhormonen vorgeschaltet ist). Aber am vielversprechendsten erscheint Fabian heutzutage die zeitgleiche Anwendung mit einem Gestagen. Durch diese Kombinationen kann die verabreichte Testosterondosis verringert werden, was die möglichen Nebenwirkungen mindert.[61] Die bisherigen Studienergebnisse weisen überwiegend auf eine gute Verhütungssicherheit hin.

Nun kommt das große Aber: Bisher gelang es keiner Studie, den Nachweis darüber zu führen, dass die jeweilige Methode den zeitgemäßen Ansprüchen an Sicherheit und Nebenwirkungsarmut entspricht – und damit lässt die Markteinführung nun schon seit gut einem halben Jahrhundert auf sich warten. Eine Spritze mit der Kombination aus Testosteron und Gestagen kam der Zulassung bisher am nächsten. Mit einem Pearl-Index von 2,18 – errechnet aus den ersten Ergebnissen von 400 Proband*innen – lag dieser zwar unter dem der Pille für die geborene Frau, aber für den Anfang war dieses Ergebnis durchaus zufriedenstellend. Grund für den öffentlichkeitswirksamen Studienabbruch im Jahr 2011 war, dass 10 % der Teilnehmenden Nebenwirkungen wie Stimmungsschwankungen, Akne, Libidoveränderungen angaben, darunter auch Depressionen, und besonders Letzteres wurde als nicht tolerierbar eingestuft. Auffällig war, dass die schweren Nebenwirkungen vor allem in einem Testzentrum in Indonesien auftraten. Womöglich ein Ausreißer? Waren die an der Studie teilnehmenden Menschen nicht richtig aufgeklärt oder wurde dort anders dokumentiert? Wir werden es wohl nie erfahren. Da man solch eine Studie natürlich nicht als Doppelblindstudie laufen lassen kann – in der Kontrollgruppe käme es sonst zu ungewollten Schwangerschaften –, schätzten die Expert*innen, dass sich ca. 40 % der aufgetretenen Nebenwirkungen wahrscheinlich und 29 % sicher auf die synthetischen Hormone zurückführen ließen. Die meisten Nebenwirkungen waren leicht, so dass sich 91,9 % der Teilnehmenden zufrieden oder sogar sehr zufrieden zur Methode äußerten. Dennoch beschloss ein übergeordnetes Komitee der WHO, die Studie abzubrechen, und schoss die Verhütungsspritze damit ins Abseits.[62]

Eine andere Firma, die an einer Kombination aus Spritze und Implantat forschte, wurde 2007 von dem Marktführer im Bereich Pille für Frauen/Menstruierende in Deutschland aufgekauft. Daraufhin wurde die Weiterentwicklung aufgrund des »unangenehmen Anwendungsschemas« eingestellt.[63] Irgendwie hat das schon ein Geschmäckle, denn mit KOK, POP und Hormonspiralen werden Millionenumsätze gemacht.

Du merkst schon: Dieser Forschungszweig verspricht bislang eher wenig Prestige, Reichtum und Ehre. Dennoch wurde die Forschung an einer hormonellen Zeugungsverhütung nie ganz ad acta gelegt. Der zurzeit vielversprechendste Ansatz ist eine Gel-Kombination aus dem Gestagen Nestoron und Testosteron.[64] Eine diesbezügliche Langzeitstudie befindet sich in Phase IIb mit 420 Paaren, und die Ergebnisse werden von Verhütungsvisionär*innen sehnlichst erwartet. Steht die Markteinführung hormoneller Verhütungsmittel für Männer und spermienbildende Menschen doch früher bevor als erwartet? Der Zeugungsverhütungsexperte meines Vertrauens Fabian Henning ist bislang zuversichtlich, dass das Gel irgendwann im nächsten Jahrzehnt erhältlich sein wird. Wir werden sehen, welche Steine auf dem beschwerlichen Pfad bis zur Zulassung noch aus dem Weg gerollt werden müssen.

Checkliste:

- ☐ Wirkstoffe: Testosteron und Gestagen
- ☐ Wirkweise: Hemmung der Spermienproduktion
- ☐ Verabreichung: Gel + Tablette
- ☐ Anwendungsintervall: voraussichtlich täglich, wird noch erprobt.
- ☐ Nebenwirkungsprofil: potenziell Nebenwirkungen bei hormoneller Verhütung ähnlich wie bei der Pille für Frauen/Menstruierende, aber eher weniger.
- ☐ Forschungsstand: Studien laufen, Markteinführung noch nicht absehbar.
- ☐ Schützt nicht vor STIs!

Hormonfreie Medikamente als Spermienbremsen

Neben den Hormonen gibt es aber noch andere medikamentöse Ansätze. Bereits in den 1970er-Jahren wurde in China an dem Pflanzenfarbstoff Gossypol aus der Baumwollpflanze zur Zeugungsverhütung geforscht. Man erkannte, dass Gossypol die Enzyme der Samenfäden angriff und die Spermien dadurch bewegungsunfähig machte.[65] Allerdings führte der Stoff in hohen Dosen zu Vergiftungserscheinungen und unter Umständen irreversiblen Schäden im Körper und den Nebenhoden. Daher ist er heute doch eher in die Kategorie Schädlingsbekämpfung einzuordnen. Jüngst gerieten Ionenkanalblocker und Enzyme ins Visier der Forschung, mit deren Hilfe die Spermienbeweglichkeit oder deren Bildung beeinträchtigt werden kann.

2022 verkündete eine Arbeitsgruppe der University of Minnesota, dass sie an einem hormonfreien Medikament namens YCT-529 arbeiteten. Es handelt sich um einen sogenannten Retinsäure-Rezeptor-Alpha-Hemmer (RAR-Alpha), der einen speziellen Rezeptor für Vitamin A im Hoden blockiert, wodurch die Beweglichkeit der Spermien reduziert wird und sie befruchtungsunfähig gemacht werden. Bei Mäusen konnte durch Verabreichung des Mittels eine Schwangerschaft zu 99 % verhindert werden. 4 bis 6 Wochen nach Absetzen des Wirkstoffs waren sie wieder zeugungsfähig. Weitere Studien laufen.[66] Und sicherlich werden noch weitere spermienhemmende Ansätze folgen. Sogar eine verhütend wirkende Impfung wurde schon an Tieren getestet!

Ich bin mir sicher, dass es da irgendwo draußen noch mehr Lösungen gibt, die im übertragenen Sinne bereits im Reagenzglas brodeln und auf ihren Einsatz warten. Früher oder später wird die Zeit reif sein. Ich bin bereit dafür und möchte bereits jetzt mein Mindset hierfür erweitern! Du auch?

Die Rechnung bitte!

Nachdem du nun einen Überblick über die derzeit verfügbaren bzw. in der Forschung befindlichen Verhütungsmittel bekommen hast, stellt sich die Frage: Wer zahlt das alles? Gesellschaftshistorisch und biologisch tragen ja bislang überwiegend Frauen/Menschen mit Gebärmutter die Konsequenzen einer unerwünschten Schwangerschaft. Sie setzen sich dem Risiko von Schwangerschaft und Geburt aus, haben eventuell mit körperlichen Langzeitfolgen zu rechnen, wie etwa einer Beckenbodenschwäche mit Inkontinenz, schmerzhaften vaginalen Narben, einer Gewichtszunahme, Burnout oder Depressionen, ästhetischen Veränderungen des Körpers, die nicht dem gesellschaftlichen Idealbild entsprechen (Liebe Mütter/Eltern, eure Körper sind stark und wundervoll, lasst euch von niemandem etwas anderes einreden!), und nicht zu vergessen: eine Vervielfachung der Care-Arbeit, Einbußen in der Karriere, eine niedrigere Rente und die im Vergleich zum geborenen Mann größere Gefahr eines sozialen Abstiegs oder eines Schwangerschaftsabbruchs, wobei nicht nur körperlicher, sondern auch seelischer Schaden droht. Also sollten sie auch selbst dafür Sorge tragen, sich vor diesem »Leid« zu schützen, und somit die Rechnung zahlen. Es ist an der Zeit, mit diesem Narrativ zu brechen und eine zeitgemäße Version zu erzählen.

Allein ein Blick auf die Naturgesetze der Fruchtbarkeit zeigt, dass es doch eigentlich die spermienproduzierenden Mitglieder unserer Gesellschaft sind, die potenziell tagtäglich ab Eintritt der Pubertät bis zum Ende ihres Lebens unzählige Eizellen befruchten könnten, wohingegen geborene Frauen nur 24 Stunden im Monat eine befruchtungsfähige Eizelle freigeben (wenn überhaupt), und das auch nur im Zeitraum zwischen Pubertät und Menopause.

Da ist es doch irrsinnig, dass die Menstruierenden die alleinige Verhütungsverantwortung übernehmen sollen – finanziell, körperlich, mental und emotional? Wäre es nicht viel sinnvoller, wenn die Erzeuger des Samens lernen würden, verantwortungsvoll mit diesem umzugehen, und somit die Zeugungsverhütung im Vordergrund stünde?

Aber zurück zu den monetären Tatsachen: Wer legt eigentlich das Geld für die Verhütung auf den Tisch? In den meisten Fällen sind es die Frauen bzw. Menschen mit Gebärmutter, da sie sich als Anwender*innen in der Pflicht sehen. Teilweise kaufen sie sogar die Kondome selbst, um sich vor Schwangerschaft und STIs zu schützen. Versteh mich nicht falsch, Safer Sex ist wichtig für alle Geschlechter. Aber in puncto Kostenübernahme liegt ein fataler und teurer Denkfehler vor. Rechnen wir großzügig mit 10 Euro pro Monatsblister einer Mikropille und sagen wir mal einem typischen Anwendungszeitraum von 10 Jahren, dann landen wir bei 1200 Euro. Im Anschluss gesellen sich vielleicht Kondome (1 Euro/Stück) hinzu, eine »Pille danach« (35 Euro), dann doch eine Spirale inklusive Kontrollen, also plus 600 Euro, vielleicht irgendwann eine Sterilisation (800 Euro). Nicht zu vergessen die Unkosten zur Linderung der Nebenwirkungen und gegebenenfalls über das übliche Maß hinaus erforderliche Menstruationsutensilien, z. B. wegen einer stärkeren Blutung unter der Kupferspirale. Da kommt schon ein hübsches Sümmchen zusammen!

Schritt eins für mehr Chancengleichheit ist also: Teile deine Ausgaben für Verhütung mit deinen Partner*innen, denn Verhütung ist kein Privatvergnügen, bloß weil Mensch eine Gebärmutter hat. Gleiches gilt übrigens für Menstruationsutensilien. Schritt zwei wäre dann, den Verhütungsinnovationen in diesem Kapitel eine Chance zu geben – natürlich nur, wenn die Anwendung medizinisch vertretbar ist und euren Bedürfnissen entspricht.

Und konsequent weitergedacht: Wäre es nicht fair, Verhütungsmittel für jedermensch frei zugänglich zu machen? Periodenprodukte natürlich auch! Alles inklusive Forschung an Innovationen staatlich finanziert und für die Anwender*innen – nach Abklärung der persönlichen Risikoprofile und einer entsprechenden Beratung, was zu ihnen passt – kostenfrei erhältlich. Zugegebenermaßen finde ich diese Idee sehr sexy, weil sie Menschen unabhängig von ihrem Einkommen in ihrer reproduktiven Freiheit stärkt und weltweit viel Leid wegen unerwünschter Schwangerschaften, Komplikationen, die mit einer Schwangerschaft oder Geburt einhergehen, oder STIs verhindern könnte. Aber das wird wohl eine Utopie bleiben. Denn der Verhütungsmarkt ist für die Pharmabranche eine wahre Goldgrube: Im Jahr 2009 wurde mit der Pille allein in Deutschland ein Umsatz von 577 Millionen Euro erwirtschaftet[67]. Schätzungen zum weltweiten Markt für Verhütungsmedikamente im Jahr 2023 gehen von 18,57 Milliarden US-Dollar aus, und es wird prognostiziert, dass dieser mit einer Wachstumsrate von 8,2 % auf 37,22 Milliarden US-Dollar im Jahr 2032 anwachsen wird.[68]

Wir brauchen diesen Motor für innovative Verhütungsmethoden der Zukunft – an dieser Stelle ein kleiner Wink mit dem Zaunpfahl Richtung Entscheidungstragende. Der Grundstein für Veränderungen ist bereits gelegt, diverse Daniel Düsentriebe haben ihre Ideen in Form gegossen, Initiativen und Kollektive unterstützen Forschung und Menschen, die gleichberechtigt verhüten wollen, und werden politisch. Geld scheint es zu geben. Die Marktwirtschaft muss irgendwann dem Bedarf folgen! Jede Stimme setzt ein Zeichen.

Kapitel 4:

Verhütung in verschiedenen Lebenslagen und -phasen

Wir sind nicht alle und immer gleich

Das Konzept der Verhütung ist – wie so einiges in unserer patriarchalen Gesellschaft – in der Regel auf die/den gesunde*n, heteronormative*n Cis-Erwachsene*n in der Blüte des fruchtbaren Lebens ausgerichtet. Wenn aber nun die eigene Lebensrealität eine andere ist? Dann sieht man sich mit noch mehr Unsicherheiten als ohnehin schon konfrontiert. Dabei bilden doch genau genommen jede Lebenslage und jede Lebensphase in ihrer Gesamtheit unsere ganz alltägliche Diversität ab. Wann begreifen wir das endlich und bringen strukturelle Gerechtigkeit in Forschung und Gesundheit? Im Folgenden möchte ich dir möglichst vorurteilsfreie Denkanstöße für die vermeintlich besonderen und dabei gar nicht so ungewöhnlichen Situationen mit auf den Weg geben, weit verbreitete Tabus brechen und mit so manchem Irrglauben aufräumen.

In Pubertät und Adoleszenz

Jeder Mensch, und das gilt auch für Jugendliche, hat ein Recht darauf, ausführlich und verständlich über Verhütungsmittel informiert zu werden[69], und prinzipiell gibt es im Vergleich mit Erwachsenen auch kaum Einschränkungen bei der Auswahl. Laut der BZgA-Umfrage zur Jugendsexualität aus dem Jahr 2020 haben im Alter von 15 Jahren bereits 13 % der Mädchen und 10 % der Jungen erste sexuelle Erfahrungen gemacht, mit 17 Jahren sind es 69 bzw. 67 %. Dabei wird in 7 % der Fälle beim ersten Mal nicht verhütet.[70] Im Umkehrschluss heißt dies: Alle anderen verhüten und haben sich ergo vorab für eine Verhütungsmethode entschieden, wobei die Wahl derzeit immer häufiger auf das Kondom fällt.

Aber können Pubertierende wirklich schon solch wichtige Entscheidungen bewusst treffen? Wäre es nicht eigentlich verantwortungsbewusster, jedem jungen Menschen frühzeitig eine hormonelle Verhütung zu empfehlen, um wirklich ganz sicher zu sein, dass niemand ungewollt schwanger wird? Es gibt nicht wenige Erwachsene und sogar Ärzt*innen, die diese Frage mit Ja beantworten – auch mir wurde mit 15 Jahren die Mikropille alternativlos als einziges sicheres Verhütungsmittel nahegelegt. Ich persönlich kann dieser Argumentation jedoch nicht zustimmen. Wer Sex hat, sollte sich der Verantwortung stellen, und wer aufgeklärt ist, weiß das und kann verantwortungsvoll handeln. Entscheidend ist eine umfassende Aufklärung, um weder Ängste vor Hormonen zu schüren noch vor einer ungewollten Schwangerschaft unter hormonfreier Verhütung, damit Jugendliche und junge Erwachsene gut informierte Entscheidungen treffen können, anstatt sich in Verschwörungstheorien für oder gegen die Pille zu verstricken.

Rein rechtlich sieht die Lage so aus: Ab dem vollendeten 16. Lebensjahr können rezeptpflichtige Verhütungsmittel ohne Einwilligung der Eltern verschrieben werden. Bei Menschen im Alter zwischen 14 und 16 Jahren soll ein*e Ärzt*in beurteilen und entscheiden, ob die oder der Jugendliche als reif genug empfunden wird, um ihr/ihm/*them* ein Rezept auszustellen, ohne die Eltern darüber zu informieren. Für Jugendliche unter 14 Jahren kann es ohne Einwilligung der Eltern schwierig werden, verschreibungspflichtige Verhütungsmittel zu bekommen. Denn jeder medizinische Eingriff – und dazu gehört auch die Verordnung von Medikamenten – stellt juristisch den Tatbestand einer Körperverletzung dar, sofern der oder die Patient*in nicht einwilligt (§ 630d BGB). Die Einwilligungsfähigkeit ist durch die geistige und sittliche Reife der Person definiert. Allein dass junge Menschen sich in der Praxis vorstellen, zeugt für mich bereits von einer Reife, die ich als zugewandte Beraterin gerne vertrauensvoll unterstützen möchte. Ich finde es daher wichtig, den Jugendlichen die Türen für ein verantwortungsvolles Sexleben zu öffnen und ihnen nicht noch weitere Steine in den Weg zu legen, vor allem wenn man bedenkt, dass bei 7 % der Jugendlichen das erste Mal ohne Verhütung stattfindet und einige dabei jünger als

16 Jahre sind.[71] Sex haben werden die Jugendlichen auch ohne meinen Segen und den ihrer Eltern. Daher braucht es Vertrauenspersonen, die zuhören und ihre Bedürfnisse ernst nehmen.

Schon gewusst?
Verschreibungspflichtige Verhütungsmittel sind für alle gesetzlich versicherten Menschen bis zum vollendeten 21. Lebensjahr kostenlos bzw. für über 18-Jährige fällt dabei die übliche Rezeptgebühr an.

Unter den hormonellen Verhütungsmitteln wird jungen Menschen in erster Linie die **Mikropille** verschrieben, sofern keine Kontraindikationen vorliegen. Laut der repräsentativen BZgA-Studie »Verhütungsverhalten Erwachsener 2023« verwenden in der Altersgruppe der sexuell aktiven 18- bis 29-Jährigen 46 % der Menschen mit Gebärmutter die Pille. Als Einstiegspräparat wird in der Regel eine Pille der zweiten Generation verschrieben, da bei diesen das geringste Thromboserisiko besteht. Oftmals wird die höhere Dosierung von 0,3 µg täglich gewählt, um Zwischenblutungen zu vermeiden. Leider hat das synthetische Östrogen nicht dieselbe positive Wirkung auf die Knochenstabilität wie das körpereigene. Im Gegenteil: Forscher*innen diskutieren einen negativen Einfluss auf die Knochendichte bei einem Einnahmebeginn vor Erreichen der sogenannten Peak Bone Mass (der Maximalwert der Knochendichte, der zwischen dem 20.[72] und 30. Lebensjahr erreicht ist), einer langen Einnahmedauer sowie Vorliegen von zusätzlichen Risikofaktoren im Lebensstil oder Krankheiten wie Anorexia nervosa.[73]

Das häufigste Gestagen im Mikropillen-Kosmos ist das Levonorgestrel, das wegen des niedrigen Thromboserisikos explizit zum Einstieg empfohlen ist. Für Menschen, die von unreiner Haut oder gar Akne geplagt sind, können nach Risikobeurteilung und Aufklärung auch antiandrogen wirksame Gestagene interessant sein, die allerdings mit einem etwas höheren Thromboserisiko einhergehen. Bei zyklusabhängigen Beschwerden wie dem PMS oder einer besonders starken schmerzhaften Periode kann eine hormonelle Kontrazeption im Langzyklus sinnvoll sein. Das ist sowieso sicherer und nebenwirkungsärmer. Theoretisch kommen auch andere hormonelle Kombinationspräparate wie das Pflaster oder der Ring infrage. Erfahrungsgemäß ziehen viele Teens es vor, sich nichts zur Verhütung einzuführen[74] oder ein Pflaster zu kleben.

Hormonspiralen und Kupferketten-IUPs werden wegen des dafür notwendigen Eingriffs eher nicht zum Einstieg in die Verhütung verschrieben. Prinzipiell sind sie aber eine Option, wenn die Person bereits Sex hatte bzw. idedalerweise schon eine Weile sexuell aktiv ist. Es gibt unterschiedliche Modelle, die passend zur jeweiligen Gebärmutter ausgewählt werden. Nach aktueller Studienlage unterscheiden sich die Komplikationsraten und Nebenwirkungen bei Jugendlichen nicht von denen erwachsener Menstruierender.[75] Gerade für Menschen, die nicht an die tägliche Einnahme eines Verhütungsmittels denken möchten, können intrauterine Pessare eine gute Lösung sein. Bei den Kupfer-IUPs sollte besonders daran gedacht werden, dass sich diese verstärkend auf die Periodenblutung und Krämpfe auswirken können, welche in dieser Lebensphase ja leider oft vorkommen. Die Kupferkette wirbt damit, auch für jüngere Menschen gut einsetzbar und verträglich zu sein.

Unter den **Gestagenpillen** werden, wenn überhaupt, Präparate mit Desogestrel oder neuer Drospirenon eingesetzt, da nur sie den Eisprung sicher unterdrücken. Allerdings werden sie nur selten als Einstiegspille gewählt, weil es vergleichsweise häufiger zu Zwischenblutungen kommt.

Implantate sind wegen besserer und weniger invasiver Alternativen out. Von der **Dreimonatsspritze** ist klar abzuraten, da sie neben dem insgesamt höheren Nebenwirkungsprofil mit einem erhöhten Risiko für Osteoporose einhergeht.[76]

Natürlich müssen junge Menschen nicht mit Hormonen verhüten, wenn sie das nicht möchten! Und niemand sollte sich etwas aufschwatzen lassen, wenn es sich aus welchem Grund auch immer nicht gut anfühlt.

Das beliebteste hormonfreie Verhütungsmittel bei Jung und Alt ist das **Kondom**.[77] Hierbei stellt das bewusste Handling das A und O für die Sicherheit dar, und das darf vor dem ersten Mal geübt werden. Stimmt die Größe? Wie zieht man so ein Ding überhaupt über? Wie lässt sich vermeiden, dass es reißt? Und so weiter und so fort. Daher auch meine zweite Empfehlung: Beim ersten Mal – und sowieso immer, wenn eine vaginale Dürreperiode herrscht – unbedingt Gleitgel verwenden! Femidome gehen theoretisch natürlich auch, sind aber kaum verbreitet und wären zum Einstieg in die Sexualität auch nicht die einfachste Wahl.

Sogar die **NFP als symptothermale Methode** kann schon in jungen Jahren zur Verhütungsmethode der Wahl werden, auch wenn jetzt viele Menschen, auch Gynäkolog*innen, bei dieser Info vielleicht mit den Ohren schlackern. An erster Stelle steht doch, was die Jugendlichen wollen und ob sie bereit sind, sich mit der NFP auseinanderzusetzen. Meiner Erfahrung nach priorisieren die meisten Jugendlichen – und Erwachsene ehrlicherweise auch – andere Themen im Leben als ihr Zyklusbewusstsein, und das ist völlig okay. Dann fällt die NFP raus. Aber für diejenigen, die zyklusbewusst ihren Alltag bestreiten möchten, kann die NFP zu jedem Zeitpunkt im Leben ihr Körperbewusstsein abrunden. Um mit der symptothermalen Methode sicher zu verhüten, sind eine gute Beratung und eine doppelte Verhütung mit Barrieremethoden wie dem Kondom unerlässlich, bis man in der Durchführung ganz sicher ist, und an den fruchtbaren Tagen sowieso.

Unter den Barrieremethoden sind prinzipiell auch das **Diaphragma** oder eine Portiokappe möglich, wenn man schon Sex hatte und kein Problem hat, sich etwas einzuführen – wichtig sind das korrekte Handling und der passgenaue Sitz.

Mein Tipp:
Beratungsstellen wie pro familia oder das Feministische Frauengesundheitszentrum in Berlin (FFZB) bieten einen angemessenen Rahmen zur allgemeinen Aufklärung über Verhütung. Wer an NFP interessiert ist, ist bei zertifizierten NFP-Berater*innen in sorgsamen Händen.

Zum Schluss noch ein Denkanstoß für all jene, die eigentlich keine Hormone einnehmen möchten, aber glauben, sie oder ihre Teenie-Kinder hätten wegen ihrer Beschwerden oder auf Grund ihres Alters keine Alternative: Wir sind keine Maschinen, die auf »alle 28 Tage bluten, aber bitte kurz und schmerzlos« programmiert wurden. In der Pubertät braucht der Zyklus etwas Zeit, um sich einzuspielen. Erst nach 3 Jahren liegt bei 75 % der Jugendlichen ein regelmäßiger Zyklus in dem typischen Intervall zwischen 21 und 34 Tagen vor mit einer Blutungsphase zwischen 3 und 7 Tagen. Es kann manchmal sogar bis zu 6 Jahre dauern, bis sich ein langfristig stabiles Muster einstellt.[78]

Zyklusbeschwerden sowie das PMS treten leider häufiger in Phasen der hormonellen Umstellung auf. Natürlich kann dann schnell auf die Bremse getreten werden, um sich rasch Erleichterung zu verschaffen. Manchmal ist das wohl die beste Lösung, und einige schlagen auf diese Weise gleich zwei Fliegen mit einer Klappe. Sicherlich gibt es gesundheitliche Konstellationen, die eine hormonelle Behandlung notwendig machen. Aber gar nicht selten können allein etwas Geduld, Aufklärung über die verschiedenen Abläufe des Zyklus und ein gesunder Lebensstil Wunder wirken – vielleicht sogar nachhaltiger helfen als die Pharmakeule.

Nach einer Geburt und in der Stillzeit

Erfahrungsgemäß verhüten viele Paare nach der Geburt mit **Kondomen**. Sie wollen erst mal keine Hormone verwenden und sind meist schon routiniert in der Anwendung von Präservativen. Nutzt ihr in dieser Zeit Kondome, ist es besonders wichtig, auf die vaginale Feuchtigkeit zu achten. Vor allem wenn du stillst, herrscht hormonell bedingt eher mal vaginale Trockenheit. Zudem kann der Gedanke an den ersten Sex nach der Entbindung mit Angst verbunden sein, z.B. vor Schmerzen durch Geburtsverletzungen. Auch das schlafende Baby neben euch, das den Rest des Tages den mütterlichen Körper in Beschlag nimmt, macht es einem nicht gerade leicht, in Stimmung zu kommen. Vaginale Feuchtigkeit ist jedoch essenziell, damit das Kondom nicht reißt. Daher empfehle ich jedem, nach der Geburt beim Sex erst mal Gleitgel zu verwenden. Das Femidom ginge prinzipiell auch.

Auch das **Diaphragma** kann nach einer Geburt neu oder wieder zum Einsatz kommen. Wichtig ist hierbei, darauf zu achten, dass der Wochenfluss abgeschlossen ist, und zu bedenken, dass nach einer Geburt eine andere Größe notwendig sein kann. Dies sollte man von einer Expert*in überprüfen lassen. Gleiches gilt für die Portiokappe.

Tatsächlich kann auch in der Stillzeit die **symptothermale Methode** angewendet werden. Allerdings hält sich die Arbeitsgruppe für NFP bei ihrer Empfehlung für die Zeit nach der Geburt insofern zurück, als sie die Methode in der Stillzeit nur erfahrenen Anwender*innen nahelegt. Erstanwender*innen sollten abwarten, bis ihr Zyklus zurückkehrt, und die Methode dann von der Pike auf erlernen.

Wer nach der Geburt symptothermal verhüten möchte, sollte sich unbedingt genau in das Regelwerk einfuchsen. Denn die Interpretation des Zervixschleims kann Überraschungen bereithalten. Nach dem Ende des Wochenflusses kann dieser wieder beobachtet werden. Bei vielen Stillenden ist er erstmal kaum sichtbar und sie verspüren eine vaginale Trockenheit. Bei anderen wird er weißlich-bröckelig, bei wenigen sogar sehr feucht. Bleibt dasselbe Muster für mindestens 3 Wochen bestehen, spricht man vom »Grundmuster der Unfruchtbarkeit«. Veränderungen dieses Musters deuten auf die wiederkehrende Fruchtbarkeit hin. Die Arbeitsgruppe NFP empfiehlt, parallel ab der 10. bis 12. Woche nach der Geburt mit den Messungen der Temperatur zu beginnen. Die Temperaturkurve wirkt zunächst unruhig und wellenförmig, beruhigt sich kurz vor dem ersten Eisprung wieder, um dann die erste Hochphase anzuzeigen. Aber es gibt noch ein weiteres Merkmal, das die erneute Fruchtbarkeit anzeigt: wenn die erste Blutung später als 8 Wochen nach der Geburt auftritt.

Bei den meisten Stillenden ist die Fruchtbarkeit deutlich herabgesetzt. Grund dafür ist das Hormon Prolaktin, das für die Milchbildung zuständig ist und zugleich die Aktivität der Eierstöcke hemmt. Laut der Leitlinie des Europäischen Instituts für Stillen und Laktation zählt die Laktationsamenorrhoe-Methode als sichere Möglichkeit, in der Stillzeit zu verhüten. Laktations-Ameno-was? Die **Laktationsamenorrhoe-Methode**, kurz LAM, besagt, dass du erst mal keinen Eisprung hast, solange du regelmäßig stillst, und deshalb auch nicht schwanger werden kannst. Moment mal, Stillen als Verhütungsmittel? Ist das nicht ein Mythos? Jein. Die LAM verhindert in 98 % der Fälle in den ersten 6 Monaten nach der Geburt den Eisprung, vorausgesetzt der Säugling wird ausschließlich gestillt, die Abstände zwischen den Stillmahlzeiten betragen weniger als 4 bis maximal 6 Stunden und die Stillende hat noch nicht wieder begonnen zu menstruieren.[79] Aber Achtung: Verschiebt sich der Stillrhythmus, nutzt man Schnuller oder füttert zu, springt das nächste Ei vielleicht früher, als dir lieb ist. Wenn du das nicht mittels Temperaturmessung als geübte NFP-lerin aufmerksam überwachst, verpasst du vielleicht den ersten Eisprung. Deshalb empfehlen Gynäkolog*innen im Allgemeinen, sich nicht auf die verhütende Wirkung des Stillens zu verlassen. Nach der ersten Geburt kam meine Regel erst nach vollendeter Beikosteinführung zurück, als mein Baby 10 Monate alt war. Nach der zweiten Geburt war mein Zyklus bereits in Lebensmonat 4 wieder da. Baby Nr. 2 schläft nachts wohl besser, als es sich anfühlt.

Schon gewusst?
Stillst du nicht oder unregelmäßig, kehrt die Periode frühestens 6 Wochen nach der Geburt wieder zurück. Und ca. 2 Wochen zuvor findet ein Eisprung statt. Daher sei für den Ernstfall gewappnet und verhüte.

Wer in der Stillzeit doch auf orale hormonelle Verhütung setzt, greift meistens zur **Gestagenpille**, die daher auch gern als Stillpille bezeichnet wird. Gestagene haben im Gegensatz zum Östrogen keinen Einfluss auf die Milchbildung und sollen nicht bzw. nicht in einem relevanten Maß in die Muttermilch übergehen. Prinzipiell kann mit der Einnahme jederzeit begonnen werden, sobald wieder Verhütungsbedarf besteht. Wer nicht stillt, kann auch Kombipräparate verwenden, die Östrogen und Gestagen enthalten, wie die **Mikropille**, der **Verhütungsring** oder das **Pflaster**. Wegen des erhöhten Thromboserisikos im Wochenbett sollte damit allerdings frühestens 6 Wochen nach der Geburt begonnen werden.

Mein Tipp:
Die tägliche Einnahme im Langzyklus und ein Pillenwecker wirken der typischen Vergesslichkeit in der Stillzeit entgegen.

Prinzipiell könnten in der Stillzeit auch das **Hormonimplantat** oder die **Dreimonatsspritze** als Verhütungsmethode gewählt werden, da sie ausschließlich Gestagen enthalten. Heutzutage kommen sie wegen besserer Alternativen aber kaum mehr zum Einsatz.

Darüber hinaus kann in der Stillzeit sowohl mit der **Hormonspirale** als auch mit **Kupferspiralen, -bällen oder -ketten** verhütet werden. Auch sie dürfen erst nach vollständiger Rückbildung der Gebärmutter und abgeklungenem Wochenfluss – frühestens 4 Wochen nach der Geburt – eingesetzt werden und können für 3 bis 5 Jahre (manche Modelle auch bis zu 10 Jahre) verbleiben. Für gewöhnlich gelingt das Einsetzen sogar leichter und schmerzfreier nach einer Geburt, weil der Muttermund gerade erst geöffnet war. Dafür besteht anfangs ein etwas größeres Risiko für Infektionen, Verletzungen oder Dislokationen, also einem Verrutschen.

Verhütungsmythos enttarnt:
Die »Pille danach« kann auch in der Stillzeit als Notfallverhütung zum Einsatz kommen. Das Präparat mit Levonorgestrel ist hierfür zugelassen. Wer das Präparat mit dem Wirkstoff Ulipristalacetat einnimmt, sollte die Muttermilch für eine Woche verwerfen – als Mama empfinde ich das als unrealistisch. Die Kupferspirale ist natürlich auch eine stillfreundliche Notfallkontrazeption.

Wann du und dein*e Partner*in nach der Geburt wieder Sex haben wollt, ist natürlich ganz individuell. Wichtig ist nur, dass ihr euch frühzeitig überlegt, wie ihr dann verhüten wollt, selbst wenn das erste Mal als frischgebackene Eltern noch in ganz weiter Ferne zu liegen scheint. Manchmal können solche Gespräche auch die ersten Funken der Lust sprühen lassen.

Mein Tipp
Sollte die Lust früher als gedacht zurückkehren, wartet bitte dennoch ab, bis die Wundheilung der Geburtsverletzungen abgeschlossen ist. Solange der Wochenfluss vorhält, solltet ihr wegen der erhöhten Infektionsgefahr Kondome verwenden.

In der Prä- und Perimenopause

Zuallererst ein paar Begriffsklärungen: Die natürliche Übergangsphase der fruchtbaren zur unfruchtbaren Lebensphase im Leben einer Frau/eines Menschen mit Eierstöcken wird Prämenopause genannt. Dieser Prozess geht schleichend vonstatten und kann bereits mit Ende 30 ins Rollen kommen, wenn die Sexualhormone beginnen aus der Reihe zu tanzen und immer öfter Zyklen ohne Eisprung auftreten. Als Perimenopause wird ein Zeitraum von zumeist 2 bis 3 Jahren unmittelbar vor der Menopause bezeichnet, in der die Hormone oft merklich durcheinandergeraten und die Zyklen sehr unregelmäßig werden. Menopause wird die letzte Menstruation genannt, die ohne den Einfluss synthetischer Hormone eintritt. Dass es wirklich die Menopause ist, lässt sich allerdings erst nach einem Jahr Blutungsfreiheit sicher definieren. Die Zeit danach heißt Postmenopause. Als Wechseljahre oder Klimakterium bezeichnet man den gesamten Zeitraum von der Prä- bis zum Beginn der Postmenopause.

Schon gewusst?
Wenn die Menstruation aufgrund einer Gebärmutterentfernung ausbleibt, kann man an der letzten Blutung vor dem Eingriff natürlich nicht die Menopause festmachen.

Sowohl die Prä- als auch die Perimenopause werden von Mensch zu Mensch sehr unterschiedlich erlebt. Nach Angaben der deutschen Menopause Gesellschaft können einem die in dieser Zeit nicht unüblichen Wechseljahrsbeschwerden leider bis zu 13 Jahre in unterschiedlicher Intensität und Ausprägung das Leben schwer machen.[80] Daher ist es umso wichtiger, gut für sich zu sorgen. Gerade die Perimenopause bildet in Sachen Verhütung eine besondere Herausforderung, weil eine Langzeitlösung im Hormonchaos bei sehr niedriger Fruchtbarkeit bereitgestellt werden darf. Und die Fruchtbarkeit nimmt tatsächlich schon ab Mitte 30 merklich ab. Ende 30 liegt die Wahrscheinlichkeit, schwanger zu werden, nur noch bei 10 bis 12 % pro Monat, in der Altersgruppe der über 40-Jährigen sind es 5 bis 8 %, und ab 45 Jahren ist es schon eher unwahrscheinlich, auf natürlichem Weg schwanger zu werden.[81] Irgendwann, im Mittel um das 52. Lebensjahr (wobei die Varianz sehr groß ist!), tritt dann die Menopause ein und die »Gefahr« ist gebannt. Manch einer könnte jetzt meinen, dass die paar Prozent ja ein überschaubares Risiko darstellten. Das Individuum schert sich mitunter jedoch überhaupt nicht um die Statistik. Zudem steigen vor allem mit dem Alter der Menstruierenden die Risiken von Fehl- und Frühgeburten, chromosomalen Störungen und Schwangerschaftskomplikationen. Ist der Kinderwunsch abgeschlossen, wird daher empfohlen, bis zum sicheren Eintritt der Menopause zu verhüten.

Schon gewusst?
Als prämature Ovarialinsuffizienz, kurz POI, wird der Verlust der Ovarialfunktion vor dem 40. Lebensjahr beschrieben. 1 bis 2 % aller Menschen mit Gebärmutter sind davon betroffen. Wegen des erhöhten Risikos von kardiovaskulären Erkrankungen und Osteoporose soll dann eine Hormonersatztherapie bis zum Eintritt des durchschnittlichen Menopausenalters erfolgen.

Prinzipiell kann jede Methode der Verhütung angewandt werden. Für die meisten Menschen mit Gebärmutter liegt es auf der Hand, dass sie einfach bei ihrem altbekannten und erprobten Verhütungsmittel bleiben. Für viele sind das **Mikropillen**. Tatsächlich gibt es keine Altersgrenze, bis zu der man diese einnehmen oder verwenden darf. Allerdings sollte nicht vergessen werden, in regelmäßigen Abständen zu überprüfen, ob ein kombiniertes Kontrazeptiva noch zum eigenen Risikoprofil passt. Denn mit dem Alter steigen nicht selten die Risikofaktoren für eine Thrombose, wie Übergewicht, Bluthochdruck oder Diabetes mellitus. Allein ein

Alter über 35 Jahren gilt per se schon als Risikofaktor. Die meisten Gynäkolog*innen raten daher dazu, ab Mitte/Ende 30 zu östrogenfreien Methoden zu wechseln. Alternativen wären z. B. **Gestagenpillen, Spiralen mit oder ohne Hormone** und **Barrieremethoden**. Die Spirale bietet den Vorteil, dass sie gleich eine längere Zeitspanne abdeckt und somit die Verhütung in der letzten Phase der Fruchtbarkeit begleiten kann. Unter der Kupferspirale fällt natürlich auf, wann die letzte Blutung war und ob noch weiterer Verhütungsbedarf besteht. Gerade bei Menschen mit starken Periodenblutungen in der Perimenopause kann die Hormonspirale sehr sinnvoll sein, auch unter dem Aspekt, dass sie erwiesenermaßen das Risiko für ein Endometriumkarzinom verringert[82] und sogar als Teil einer Hormonersatztherapie wirken kann.

Das Positive am Einsatz von Barrieremethoden in reiferem Alter ist, dass in der Regel mehr Erfahrung in ihrer Nutzung sowie eine bessere Kenntnis des eigenen Körpers besteht. Beides erhöht die Sicherheit bzw. führt seltener zu Anwendungsfehlern.

Und was ist mit der **NFP**? Langjährige Anwender*innen der symptothermalen Methode kennen ihren Zyklus und können natürlich so weitermachen. Mit den unregelmäßigen, kürzer werdenden Zyklen werden allerdings auch die potenziell fruchtbaren Intervalle länger, was die Compliance schwieriger macht, so dass man irgendwann überwiegend zusätzlich Barrieremethoden anwenden muss. Für Neueinsteiger*innen ist die NFP in dieser Lebensphase daher nicht mehr optimal.

Aber irgendwann muss auch mal Schluss sein mit Verhütung, und der Grund hierfür sollte idealerweise nicht ein eingeschlafenes Sexleben sein. Doch wie findet man diesen Zeitpunkt heraus, wenn der Körper dem Einfluss synthetischer Hormone unterliegt, sei es durch Verhütungsmittel oder Präparate im Rahmen einer Hormonersatztherapie bei Wechseljahresbeschwerden? Gar nicht. Ganz sicher kann man erst sein, wenn die Periode nach Absetzen der Hormone ein Jahr lang ausbleibt.

Schon gewusst?
Eine Hormonersatztherapie ist klassischerweise nicht zur Verhütung zugelassen und unterdrückt nicht immer den Eisprung. Kombiniert man z. B. eine bioidentische Östrogentherapie mit einer Gestagenpille oder einer Hormonspirale, wirkt dies natürlich dennoch empfängnisverhütend.

Als Mensch mit PM(D)S, Endometriose oder PCOS

Diese drei gynäkologischen Erkrankungen habe ich mir herausgepickt, weil hier häufig die hormonelle Verhütung als die beste Lösung gegen die Beschwerden vorgeschlagen wird. Wer mein Buch zu PMS gelesen hat, weiß, dass ich sehr viele Therapiemöglichkeiten außerhalb der Welt der Hormone sehe. Jedem der folgenden Krankheitsbilder tut eine ganzheitliche Begleitung und Betrachtung des Lebensstils gut. Dennoch hat gerade der Einsatz von hormonellen Verhütungsmitteln sowohl bei PM(D)S als auch bei der Endometriose und dem PCOS absolut seine Berechtigung. Warum das so ist, schauen wir uns jetzt an.

Das **prämenstruelle Syndrom**, kurz PMS, ist mit über 150 Symptomen wie etwa Unterbauchbeschwerden, Kopfschmerzen, Verdauungsstörungen, Akne, Wassereinlagerungen und Stimmungsschwankungen assoziiert, die nur in der Lutealphase auftreten und das berufliche und soziale Leben der Betroffenen deutlich beeinträchtigen. Die Ursachen hierfür sind bisher noch nicht genau bekannt. Man spricht von einer bio-psycho-sozialen Genese, das heißt, neben einer sensiblen Biologie spielen auch psychische Faktoren sowie die soziale Prägung, das Lebensumfeld und die Lebensführung eine Rolle bei der Entstehung. Man schätzt, dass circa 25 % aller Menstruierenden an PMS leiden.[83] An ihrer schwersten Form, der **prämenstruellen dysphorischen Störung**, kurz PMDS, bei der besonders starke psychische Beschwerden im Vordergrund stehen, leiden circa 8 %.[84] Beim PMDS weiß man, dass eine Überempfindlichkeit gegenüber den natürlichen Hormonveränderungen im Zyklus und eine paradoxe Wirkung auf das Progesteron eine Rolle spielen.[85] Drehen Körper und Psyche fast die Hälfte des Zyklus am Rad, weil sie nicht mit dem Wechsel der Sexualhormone in der zweiten Zyklusphase klarkommen, liegt der Einsatz der Pille als Lösung oder zumindest Notbremse auf der Hand. Denn dann hat man ja keine Hormonschwankungen mehr.

In den USA wurde von der Federal Drug Association (FDA) bereits 2009 eine Mikropille mit dem Gestagen Drospirenon im Einnahmeintervall 24+4 speziell für PMDS zugelassen. Aber auch andere hormonelle Verhütungsmethoden – natürlich immer unter Berücksichtigung des Risikoprofils – könnten prinzipiell die Beschwerden lindern. Hierbei ist es meiner Meinung nach ratsam, in der Anwendungsform einen Langzyklus zu wählen, um jedweden Hormonschwankungen aus dem Weg zu gehen. Wichtig bei jeder hormonellen Therapie des PM(D)S ist, dass der Eisprung sicher unterdrückt wird.

Schon gewusst?
Da die Hormonspirale den Eisprung nicht sicher unterdrückt, ist sie beim PMDS nicht als Therapie geeignet. Eine reine Progesteron-Gabe in der zweiten Zyklusphase macht ebenfalls keinen Sinn.

Nicht jeder Mensch mit PMS oder PMDS ist zwingend auf das Ausschalten des Zyklus durch die hormonelle Verhütung angewiesen. Auch Ansätze aus der Komplementärmedizin, Naturheilkunde, eine Psychotherapie, Antidepressiva sowie eine Änderung deines Lebensstils können dir Linderung schaffen. Wenn du an dieser Stelle weiter stöbern möchtest, freue ich mich, dich als Leser*in für meinen PMS-Ratgeber *Mein PMS und ich* zu gewinnen. Unter den hormonfreien Verhütungsmethoden kannst du prinzipiell frei wählen. Gehen deine PMS-Beschwerden in starke, schmerzhafte Periodenblutungen über, sind Kupfer-IUPs nicht die geeignete Wahl. Die NFP hingegen kann sehr hilfreich sein, weil du deine Zyklusphasen jederzeit im Blick hast und dich gezielt auf deine herausfordernden Tage im Monat vorbereiten kannst, z.B. mit genügend Schlaf, ballaststoffreicher, gut bekömmlicher Ernährung und Entspannungsübungen.

Bei der **Endometriose** handelt es sich um Gewebe, das dem der Gebärmutterschleimhaut ähnlich ist, aber an einem Ort wächst, wo es nicht hingehört, und dort zu Beschwerden führt. Das kann z.B. an den Eierstöcken, Eileitern, in der Gebärmutterwand, im Bauch- und Beckenraum, am Darm, der Blase oder am Bauchfell, prinzipiell sogar überall im Körper der Fall sein, selbst in der Lunge oder im Gehirn. Getriggert durch die Sexualhormone im Zyklus wächst das Gewebe und blutet in der Menstruationsphase ab. Allerdings findet es am atypischen Ort keinen Abfluss und führt dort über die größer werdende Raumforderung zu Reizung oder Entzündung. Schätzungsweise 10 bis 15 % aller Menstruierenden sind betroffen, und bis zur Diagnosestellung dauert es im Durchschnitt 7,5 Jahre![86]

Auch hier liegt der Gedanke nahe, die hormonell gesteuerten Endometriose-Herde lahmzulegen, um möglichst jede Menstruation zu vermeiden. Am häufigsten kommen dabei reine Gestagenpräparate im Langzyklus zum Einsatz. Hierbei ist die Gestagenpille mit dem Wirkstoff Dienogest bislang als einziges Präparat speziell für die Therapie der Endometriose zugelassen. Auch der Einsatz von Mikropillen ist prinzipiell möglich. Sie sollten aber im Langzyklus eingenommen werden und gelten als Off-Label-Use. Die besten Ergebnisse in Bezug auf die Beschwerden zeigt die Kombination aus Ethinylestradiol und Dienogest. Die Hormonspirale kann insbesondere für Menschen mit einer Adenomyose sinnvoll sein. Bei der Adenomyose wachsen der Endometriose ähnliche Zellen in der Gebärmutterwand. In Deutschland ist die Mirena® zu Therapiezwecken allerdings nur für die Behandlung starker Regelblutungen zugelassen.

Schon gewusst?
Nur die Kosten für Medikamente, die für die Behandlung einer Erkrankung zugelassen sind, werden auch von der Krankenkasse erstattet. Die im Off-Label-Use verschriebenen Verhütungsmittel müssen privat gezahlt werden.

Natürlich gibt es noch weitere Therapiemöglichkeiten außerhalb des hormonellen Spektrums. Bei der Endometriose sind das z. B. die operative Entfernung der Herde, eine Schmerztherapie, eine psychotherapeutische Begleitung, Entspannungsmethoden oder eine Ernährungsumstellung. Am besten lässt man sich zur individuellen Situation von Endometriose-Expert*innen beraten. In puncto Verhütungsmittel steht denjenigen, die nicht hormonell verhüten, prinzipiell alles offen. Zu bedenken ist jedoch, dass Kupfer-IUPs die Menstruation und Krämpfe noch verstärken können und dann nicht zu empfehlen sind. Ein häufiges Symptom der Endometriose sind Schmerzen beim Geschlechtsverkehr, hervorgerufen durch Reizungen und Verwachsungen. In diesen Fällen könnte das Tragen eines Diaphragmas als unangenehm oder schmerzhaft empfunden werden, Tampons und Menstruationstassen übrigens auch. Für einen guten Überblick im Zyklus und einen bewussteren Umgang mit den eigenen Bedürfnissen und Ressourcen kann die NFP eine wertvolle Begleiterin sein.

Das **Polyzystische Ovarialsyndrom (PCOS)** ist eine hormonelle Störung, die bei schätzungsweise 8 bis 13 %[87] der geborenen Frauen im fruchtbaren Alter auftritt. Zu den Hauptsymptomen zählen erstens unregelmäßige Menstruationszyklen, vor allem längere oder ausbleibende Zyklen. Zweitens zeigt sich ein erhöhter Spiegel an männlichen Hormonen (Androgenen) im Blut, die zu übermäßigem Haarwuchs in als dem männlichen Behaarungsmuster zugeschriebenen Arealen im Gesicht (wie über der Oberlippe und am Kinn) und am Körper sowie zu Haarausfall auf der Kopfhaut und zu Akne führen können. Und drittens kommen die namensgebenden Zysten hinzu, die sich wie eine Perlenkette am Rand der Eierstöcke aufreihen. Weil die Ultraschallgeräte heute viel besser sind als früher und so immer häufiger ein polyzystisches Ovar überdiagnostiziert wird, werden die Ultraschallkriterien von den führenden Expert*innen gerade nachgeschärft. Treffen mindestens zwei der drei Kriterien zu, kann die Diagnose gestellt werden. Ungefähr 50 bis 80 % der Betroffenen sind übergewichtig oder adipös.[88]

Schon gewusst?
Man geht davon aus, dass 96% der übergewichtigen und 75 % der normalgewichtigen Menschen mit PCOS eine Insulinresistenz haben, die als Vorstufe von Diabetes mellitus gilt.[89]

Die Behandlung von PCOS zielt vor allem darauf ab, die Symptome in den Griff zu bekommen und das Risiko von Langzeitkomplikationen wie Adipositas, Diabetes, Herz-Kreislauf-Erkrankungen oder einem Endometriumkarzinom – also Krebs der Gebärmutterschleimhaut – zu reduzieren. Aber auch die sichtbaren körperlichen Veränderungen machen vielen Betroffenen zu schaffen, weshalb besonders behutsam auf Ängste, Depressionen und Essstörungen geachtet werden darf. Wegen der unregelmäßigen Zyklen kann die Erfüllung eines Kinderwunsches erschwert sein – muss es aber nicht! – und darf frühzeitig von versierten Ärzt*innen begleitet werden.

Hormonelle Kontrazeptiva können eine wichtige Säule der Behandlung darstellen, zumal sie gleich drei Fliegen mit einer Klappe schlagen: Sie bieten Verhütungsschutz, können Akne und übermäßigem Haarwuchs entgegenwirken und schützen die Gebärmutterschleimhaut. Hier werden zumeist Mikropillen mit antiandrogen wirkenden Gestagenen gewählt – sofern das Risikoprofil es zulässt. Die Mikropille mit Ethinylestradiol und Dienogest ist sogar zur Akne-Therapie zugelassen.[90] Bei übergewichtigen Menschen wird die Gestagenpille mit Drospirenon bevorzugt, die sich zudem positiv auf die Insulinresistenz auswirkt. Eine Hormonspirale ist wegen der androgenen Partialwirkung des Levonorgestrels eher kontraproduktiv.

Aber muss man beim PCOS gezwungenermaßen die Pille oder andere hormonelle Verhütungsmittel anwenden? Nein! Das Allerwichtigste ist eine Optimierung des Lebensstils durch eine ausgewogene Ernährung und regelmäßige Bewegung. Schon allein dadurch kann der Zyklus, gerade bei Mehrgewichtigen, in gute Bahnen gelenkt werden. Das finde ich beeindruckend. Erfreuliche Erfolge verzeichnet auch die Behandlung mit dem aus der Diabetes-Therapie bekannten Medikament Metformin und dem Nahrungsergänzungsmittel Myo-Inositolin, vor allem in Kombination mit D-Chiro-Inositol.[91] Bei unerwünschtem Haarwuchs kann der Wirkstoff Eflornithin (Vaniqa®) lokal eingesetzt werden.

Schon gewusst?
Sowohl Metformin als auch Myo-Inositol können anfangs den Darm ärgern, das legt sich aber nach kurzer Zeit. Der Verträglichkeit wegen wird mit der abendlichen Einnahme begonnen.

Wer sich gegen die hormonelle Verhütung entscheidet, kann ohne Einschränkung aus dem vollen Spektrum nicht hormoneller Methoden wählen. Bei stärkeren und schmerzhaften Perioden ist wie immer von Kupfer-IUPs abzuraten. Bei der symptothermalen Methode führen unregelmäßige Zyklen leider zu längeren Phasen, in denen zusätzlich auf Barrieremethoden zurückgegriffen werden muss. Wohl aber könnten die Zyklusbeobachtungen der NFP gleichermaßen spannende Erkenntnisse bringen, auch im Laufe der Therapie.

Schon gewusst?
Wer absolut keine Verhütungspille wünscht, aber Hormone zur Regulierung des Zyklus braucht, kann dies theoretisch auch mit einer niedrig dosierten Hormonersatztherapie aus bioidentischen Hormonen erreichen.

Solltest du von einem dieser Krankheitsbilder betroffen sein, schenke dir viel Liebe und Geduld und lass dich von einer oder einem Gynäkolog*in deines Vertrauens auf deinem individuellen Weg begleiten. Darüber hinaus gibt es noch weitere Expert*innen und professionelle Selbsthilfegruppen, die dir zusätzliche Unterstützung, Halt und Rückenwind bieten können.

Als Mensch mit geistiger Behinderung

Jeder Mensch sollte frei und selbstbestimmt über seinen Körper und seine Sexualität entscheiden können. Das ist ein Menschenrecht und sollte als gelebte Realität nach UN-Behindertenkonvention[92] auch für Menschen mit einer geistigen Behinderung angestrebt werden. Darunter fallen auch Entscheidungen zur Verhütung und Familienplanung, der Entschluss, überhaupt sexuelle Beziehungen einzugehen und sich gegebenenfalls fortzupflanzen, sowie von staatlicher Seite der Schutz vor sexueller Gewalt.

Leider erfahren Menschen mit geistiger Behinderung in diesem Bereich häufig Diskriminierung. Sie werden schlecht oder gar nicht aufgeklärt und ihren sexuellen Bedürfnissen oder dem Wunsch nach Familie wird kaum Gehör geschenkt. Im Schatten der Scham und des Verbotenen findet Sexualität dann unaufgeklärt, ungeschützt und viel zu oft ohne Konsens statt. Laut Statistik erfährt jede dritte bis vierte Frau mit kognitiver Einschränkung in ihrer Kindheit und Jugend sexualisierte Gewalt. Im Bevölkerungsdurchschnitt kommt dies zwei- bis dreimal häufiger vor als bei nicht behinderten Frauen/Menschen mit Vagina. Hier darf nicht länger weggesehen werden: Es muss mehr in die Prävention investiert werden, z.B. mit barrierefreien Zugängen zu allgemeinärztlichen und gynäkologischen Praxen, Angeboten zur sexuellen Aufklärung in leichter Sprache und angemessenem Rahmen sowie durch die Arbeit jedes*r Einzelnen von uns an den eigenen Vorurteilen.

Ein beliebtes Verhütungsmittel für Menstruierende mit geistiger Behinderung, die in Einrichtungen leben, war lange Zeit die Dreimonatsspritze. Damit wurde das Thema Verhütung ziemlich praktisch und sicher geregelt. Nichts konnte vergessen oder manipuliert werden. Alternativen wurden wegen ihrer vermeintlich schlechteren Praktikabilität, fehlender Ressourcen des betreuenden Personals und mangelnder Kontrollierbarkeit oft gar nicht erst zur Diskussion gestellt. Dafür nahm man etwaige starke Nebenwirkungen in Kauf. Die Dreimonatsspritze als alternativlose Verhütungsmethode zu verkaufen, klingt für mich allerdings nicht nach Selbstbestimmung, sondern nach Bevormundung und Diskriminierung.

Logischerweise ist es unmöglich, alle Menschen mit geistiger Behinderung gleichzusetzen und die All-in-One-Verhütung zu präsentieren. Jeder Mensch hat individuelle Bedürfnisse, die körperliche und geistige Gesundheit variieren, es existieren unterschiedliche Lebensumstände und Unterstützung durch das Umfeld. Ob ein Mensch verantwortungslos mit seiner Sexualität umgeht, hängt also nicht zwangsläufig mit der Ausprägung der kognitiven Fähigkeiten zusammen. Daher sind grundsätzlich auch alle Methoden zur Verhütung bei Menschen mit geistiger Behinderung möglich. Etwas häufiger sind bei der Auswahl der passenden Methode gesundheitliche Probleme zu beachten, wie Bluthochdruck, Übergewicht oder das Thromboserisiko, weshalb der Einsatz von hormonellen Verhütungsmitteln, vor allem östrogenhaltigen, gut abgewogen werden sollte. Ist die regelmäßige Einnahme eines Verhütungsmittels nicht zu gewährleisten oder die Nutzung von Kondomen schwierig, können langfristige

Verhütungsmittel wie Spiralen, das Implantat oder auf Wunsch eine Sterilisation gewählt werden. Keinesfalls dürfen Nebenwirkungen stillschweigend toleriert oder gar ein Mensch ohne informierte Zustimmung einer Operation unterzogen werden, um vermeintlich »Schlimmeres« abzuwenden.

Zum Glück kann heute eine Sterilisation nicht mehr so ohne Weiteres durchgeführt werden. Einwilligungsfähigkeit und Volljährigkeit sind Voraussetzung. Zudem ist ganz genau geklärt, unter welchen Bedingungen Betreuer*innen einer Sterilisation oder Vasektomie zustimmen dürfen, z.B. wenn es dem Willen der Betreuten entspricht oder eine Schwangerschaft mit anderen Mitteln nicht zu verhindern und für die Person unzumutbar wäre. Dann ist außerdem eine Genehmigung des Betreuungsgerichts nötig.

Im Zuge des Wandels hin zur Personenzentrierung und Selbstbestimmung auch für Menschen mit geistiger Behinderung werde das Thema Sexualität zunehmend berücksichtigt, berichtete mir meine Freundin Nele, die seit Jahren als Heilerziehungspflegerin arbeitet. Es gebe Projekte wie Mutter-Kind-Einrichtungen und Familienhilfen im Rahmen der begleiteten Elternschaft sowie Konzepte in der Sexualpädagogik, die gezielt auf die Bedürfnisse von Menschen mit geistiger Behinderung einzugehen versuchen. Dennoch sind Verhütung und Kinderwunsch bei Menschen mit geistiger Behinderung bisweilen heikle, tabuisierte Themen, über die noch viel diskutiert und bei denen ein Umdenken angestrebt werden darf. Deshalb ist es mir besonders wichtig, auch hierfür mit meinem Buch mehr Bewusstsein zu schaffen.

Eine Frage des Beziehungsstatus: Single oder vergeben

Macht es eigentlich einen Unterschied für dein Verhütungsverhalten, ob du Single oder vergeben bist? Und dann monogam oder polyamor lebst? Ob du wild und frei deiner Lust folgst oder eine lange sexuelle Durststrecke in Kauf nimmst, weil du auf die richtige Person wartest? Ob du frisch verliebt bist oder schon 10 Jahre eine feste Partnerschaft hast und womöglich ein Kinderwunsch besteht? Natürlich sind das alles Aspekte, die bei der Wahl deiner Verhütungsmethode mitbedacht werden dürfen. Keine dieser Gegebenheiten – die sich übrigens auch mal unerwartet ändern können – sollten dich jedoch in eine mit Ängsten oder Vorurteilen besetzte Ecke drängen à la: Wenn du Single bist, darf auf keinen Fall etwas schiefgehen. Nicht dass du von irgendwem schwanger wirst oder mit jemandem ein Kind zeugst, den du kaum kennst. Oder: Ihr seid ja schon so lange zusammen, da kann man auch mal ein Auge zudrücken und unvorsichtig werden. Vielmehr sollte deine Spielwiese von deinen bzw. euren Regeln und Bedürfnissen als Paar gestaltet werden, und alle Aspekte, die dir/euch wichtig sind, sollten umsichtig bedacht und besprochen werden. Unabhängig vom Beziehungsstatus sind prinzipiell alle Verhütungsmethoden möglich. Den Gedanken zu diesem Abschnitt liegen heteronormative Beziehungskonstellationen von Cis-Frauen mit Cis-Männern zugrunde. Interessante Aspekte für LGTBQIA+/* beleuchte ich im nächsten Abschnitt.

Ich habe mit Mitte 20 die Pille abgesetzt, als ich frisch **Single** wurde und dachte: »Warum Hormone einnehmen, wenn ich kaum Sex habe?« Zudem wollte ich meinen Zyklus besser kennenlernen und konnte schnell meine fruchtbaren Tage ganz gut einschätzen – ohne mich allein darauf zu verlassen. Die bewusste Anwendung von Kondomen wurde zu meiner Methode der Wahl. Mit der NFP wäre ich wohl noch sicherer unterwegs gewesen, davon hatte ich damals aber noch nichts gehört. Bei anderen überwiegt vielleicht die Furcht, bei einem One-Night-Stand schwanger zu werden, und sie möchten sich unabhängig von der Frequenz ihrer Sexualkontakte und möglichen Variabilität ihres Zyklus lieber auf die hormonelle Verhütung oder ein Kupfer-IUP verlassen. Und manche Menschen sind, wie weiter oben beschrieben, aus gesundheitlichen Gründen auf hormonelle Methoden angewiesen. Dabei mag der Beziehungsstatus eine sekundäre Rolle spielen. Ganz klar rate ich davon ab, hormonelle Verhütungsmittel an- und abzusetzen, als handelte es sich um eine On-Off-Beziehung. Denn vor allem im ersten Jahr der Anwendung von kombinierten hormonellen Kontrazeptiva ist das Thromboserisiko erhöht.

Ein Punkt steht bei Menschen mit wechselnden Sexualpartner*innen außer Frage und ist meiner Meinung nach nicht verhandelbar: der Schutz vor sexuell übertragbaren Krankheiten (STIs). Hierbei sind Kondome (oder das Femidom) unersetzlich. Auch an die weniger bekannten Dental Dams darf gedacht werden. Daher mein Appell an alle, die sich keine STI einfangen und andere Menschen sowie deren zukünftige Partner*innen nicht gefährden möchten: *Better safe than sorry!*

Gerade in modernen **Langzeitpartnerschaften** kommt nicht selten der Wunsch auf, die Verantwortung der Verhütung zu teilen. Ich wage zu behaupten, dass dieser Wunsch vor Jahrzehnten noch nicht so stark ausgeprägt war oder zumindest weniger laut ausgesprochen wurde als heute.

Und auch ohne Langzeitbeziehung können natürlich beide Sexualpartner*innen den Wunsch hegen, Gleichberechtigung in die Verhütung zu bringen. Oftmals rücken dann nicht hormonelle Verhütungsmethoden wie die NFP oder Kondome in den Fokus. Besonders fortschrittliche Paare und Feminist*innen machen sich auf die Suche nach innovativen Zeugungsverhütungsmethoden. Orientierung bietet auch ein möglicher Kinderwunsch: Willst du bzw. wollt ihr keine Kinder (mehr), käme vielleicht eine Sterilisation infrage. Besteht ein klarer Kinderwunsch, fragt euch: Wann soll's losgehen? Für alle, die Lust haben, die symptothermale Methode zu erlernen, ist die Übergangsphase zur Kinderwunschzeit vielleicht besonders passend. Denn dieses Wissen lässt sich sowohl zur Verhütung als auch zur Erhöhung der Treffsicherheit nutzen.

Letztendlich gilt: Unabhängig von deinem Beziehungsstatus, folge deinen Bedürfnissen und informiere dich darüber, welche

Verhütungsmethoden derzeit am besten zu dir oder euch passen könnten. Denn Desinformation und fehlende Kommunikation über Verhütungsmittel sind die häufigsten Ursachen für Verhütungspannen, so auch die Meinung der Sexualberaterin Nina Schernus. Sprich daher offen mit deinen Sexualpartner*innen über Verhütung – für eine erfüllte Sexualität und um auf der sicheren Seite zu sein.

Eine Frage der sexuellen Orientierung und Identität: LGBTQIA+/*

LGBTQIA+/*– eine lange Abkürzung für unsere sexuelle Diversität. Falls du noch nicht weißt, wofür die einzelnen Buchstaben stehen, freue ich mich, dass ich für Abhilfe sorgen darf. LGBTQIA+ oder auch mit * bedeutet: lesbisch, gay/schwul, bisexuell, transgender/transsexuell, queer/fragend, intersexuell und asexuell. Das + oder * dient als Platzhalter für alle weiteren Geschlechtsidentitäten, die die Abkürzung noch nicht erfasst. In diesem Abschnitt geht es also um Geschlechtsidentität und sexuelle Orientierung und wie sich diese auf Verhütung und Aufklärung auswirken können. Warum gibt es hier besondere Stolpersteine? Weil aus Scham und Unwissenheit die Aufklärung wie auch die Beratung zur Verhütung in einer überwiegend heteronormativ geprägten Gesellschaft gerne mal unter den Tisch fallen.

Stolperstein Nummer 1: Die Geschlechtsidentität muss nicht mit der Biologie übereinstimmen. Auch die sexuelle Orientierung hat nichts mit der biologischen Identität zu tun. Ein lesbisches Paar kann also durchaus biologisch gegensätzliche Geschlechter, die dem Säugling nach der Geburt zugewiesen wurden, haben. Selbst wenn ein*e Partner*in in Transition ist, also in Behandlung zur Geschlechtsangleichung, kann Verhütung genauso ein Thema sein wie Kinderwunsch und Elternschaft.

Die Transition

Als Transition wird der Prozess bezeichnet, den eine Person durchläuft, um ihre Geschlechtsidentität mit ihrem empfundenen Geschlecht in Einklang zu bringen. Dieser Prozess umfasst Veränderungen des Körpers und der Psyche sowie im sozialen und rechtlichen Bereich. Hierzu gehören unter anderem: eine geschlechtsangleichende Hormontherapie und Operationen (körperlich), eine therapeutische Begleitung (psychisch), die Änderung des Namens und das Tragen bestimmter Kleidung (sozial), die Änderung der Geburtsurkunde, des Personalausweises und weiterer Dokumente (rechtlich). Dabei ist die Transition ein individueller Prozess, der bei jeder Person unterschiedlich verläuft und verschiedene Stufen, Ziele und Zeitrahmen umfassen kann, um dem Menschen zu ermöglichen, ein authentisches und erfülltes Leben zu führen. Bis 2011 war für Transmenschen die Unfruchtbarmachung noch Voraussetzung für die Personenstandsänderung. Das ist heute zum Glück anders.

So berichten manche Transmänner (vor bzw. ohne Hormontherapie), dass die Einnahme hormoneller Kontrazeptiva sie entlaste, da die Schwankungen der weiblichen Sexualhormone inklusive dadurch ausgelöster Beschwerden und der Menstruation entfallen. Meistens wird die Gestagenpille bevorzugt, weil Transmänner verständlicherweise keine Östrogene einnehmen möchten. Auch für nicht binäre Menschen kann das Ausbleiben der Menstruation als von der binären Geschlechtereinteilung befreiend empfunden werden, weshalb sie hormonelle Verhütung im Langzyklus wählen. Da ist die NFP natürlich keine Option. Andere haben die genau gegenteilige Erfahrung gemacht und empfinden die hormonelle Verhütung als Belastung – auch oder sogar gerade für ihre Identität – und setzen auf hormonfreie Methoden. Methoden, die einer guten Verbindung mit der Vagina bedürfen (wie das Diaphragma), können wegen der Geschlechtsdysphorie wegfallen. Einige Menschen mit einer Transidentität vermeiden – zumindest zeitweise – Sexualität, weil sie ihren Körper nicht mögen oder genießen können und aus Angst vor einer Stigmatisierung die Hürde zu groß ist, sich anderen anzuvertrauen.

Die Hormontherapie mit Sexualhormonen kann die Fruchtbarkeit von Trans-Menschen einschränken. Daher sollten die behandelnden Ärzt*innen auf die Möglichkeit der Asservation von Spermien und Eizellen hinweisen. So ist es auch Transmännern möglich – und das ist gar nicht so unüblich –, Kinder auszutragen und zu gebären. Nach kompletter operativer Geschlechtsangleichung an die Geschlechtsidentität ist natürlich keine Verhütung mehr nötig.

Bei der Intersexualität hängt die Fruchtbarkeit von einer Vielzahl von Bedingungen ab – genetischen, anatomischen und hormonellen – und ist daher unbedingt individuell zu betrachten, auch mit Blick auf die Verhütung. In der Vergangenheit zielte eine medizinische Behandlung von intersexuellen Menschen bereits in früher Kindheit darauf ab, die Körper der Betroffenen an binäre Geschlechtsnormen anzupassen. Die irreversiblen Eingriffe ließen den Betroffenen keine Wahl, selbst zu entscheiden, welchem Geschlecht sie sich zugehörig fühlen (oder ob überhaupt), von einer Zustimmung zu einer operativen Angleichung einmal ganz abgesehen. Ungefragt wurde ihnen in vielen Fällen ihre Fortpflanzungsfähigkeit genommen bzw. ihren Eltern erläutert, dass solche Operationen bereits im Säuglingsalter wichtig seien, um eine »normale« Kindheit zu ermöglichen. Diese Einstellung hat sich heute um 180 Grad gedreht: Sofern nicht eine Operation medizinisch notwendig ist, soll die Selbstbestimmung des Menschen im Mittelpunkt stehen und die Intersexualität entstigmatisiert werden, wobei die Menschen auf ihrem Weg respektvoll begleitet werden sollen. Dabei werden auch Fortpflanzungsfragen thematisiert, um informierte Entscheidungen zu ermöglichen.

Gleichgeschlechtliche Paare oder Sexualpartner*innen, also mit dem gleichen Geschlecht, welches ihnen nach der Geburt zugewiesen wurde, müssen sich natürlich nicht um Empfängnis- oder

Zeugungsverhütung kümmern, außer sie haben auch Sex mit anderen. Schutz vor STIs spielt natürlich eine Rolle (dazu mehr im Stolperstein Nummer 2) und damit auch der jährliche Besuch von Menschen mit Gebärmutter in der gynäkologischen Praxis zur Gebärmutterhalskrebsvorsorge.

Nur wer asexuell ist und damit kein Verlangen nach Sex verspürt und auch keine Sexualkontakte pflegt – das eine schließt das andere nicht aus –, muss sich über Verhütung tatsächlich keine Gedanken machen.

Stolperstein Nummer zwei: Der Schutz vor STIs ist für alle Menschen wichtig – nicht nur für Homosexuelle, die in den 1980er-Jahren wegen einer möglichen HIV-Infektion stigmatisiert wurden. Tatsächlich erhöhen sexuelle Praktiken wie Analverkehr das Auftreten von Schleimhautverletzungen und damit die Gefahr der Übertragung des HI-Virus. Daher kommen Ansteckungen unter homosexuellen Männern/Menschen mit Penis, die mit Menschen mit Penis Sex haben, statistisch gesehen häufiger vor. Doch es kann jede*n treffen, unabhängig von der sexuellen Orientierung, so dass die bewusste Nutzung von Kondomen (oder Femidomen) unerlässlich ist. Zudem geht es nicht nur um HIV, sondern auch um all die anderen sexuell übertragbaren Erkrankungen, die bereits zur Sprache kamen. Auch weißt du schon, dass bei Oralverkehr Lecktücher (Dental Dams) schützen können.

Schon gewusst?

Wer möglicherweise mit dem HI-Virus in Kontakt gekommen ist, z. B. nach einer Nadelstichverletzung, durch ungeschützten Geschlechtsverkehr mit einer HIV-positiven Person, Needle Sharing oder eine Vergewaltigung, kann sich innerhalb von 72 Stunden einer antiretroviralen Therapie als Postexpositionsprophylaxe (PEP) unterziehen, um eine Ansteckung zu verhindern. Solltest du in solch einer Situation sein, lass dich umgehend ärztlich beraten.

Mir als Gynäkologin ist es wichtig, das ganze Spektrum der Diversität wahrzunehmen und ein offenes Ohr für die Themen aller Menschen zu haben, die mich um Rat fragen. Natürlich stolpere ich dabei auch über meine erlernten Muster und Vorurteile als Cis-Frau in einer heteronormativen Beziehung. Aber ich freue mich immer, wenn ich auf Fehler meinerseits hingewiesen werde und daraus lernen kann. Ich glaube, dass die Realität noch viel diverser ist, als wir es uns bisher vorstellen können. Es macht mir Freude, meine Perspektive zu erweitern und meine Sprache weiterzuentwickeln. Und wer weiß, vielleicht heißt mein Beruf irgendwann nicht mehr Frauenärzt*in, sondern Ärzt*in für Menschen mit Brüsten, Uterus, Eierstöcken, Vulva und Vagina. Die Bezeichnung mag vielleicht ein bisschen lang sein, aber ich mag's.

Kapitel 5:

So findest du die Verhütungsmethode, die zu dir passt

Selbstbewusst und sicher zu deiner Verhütungsmethode

Du bist jetzt top informiert in Sachen Verhütung. Du weißt, welche Möglichkeiten es gibt. Du hast erfahren, wie sie entstanden sind, und sogar einen Einblick bekommen, was die Zukunft bereithalten könnte. Du verstehst, wie die einzelnen Methoden funktionieren, welche Vor- und Nachteile oder Nebenwirkungen sie mit sich bringen können und welche Aspekte für dich und eventuell auch deine*n Partner*in zu bedenken sind: gesundheitlich, gesellschaftlich und in puncto Selbstbestimmung. Jetzt gibt es nur noch drei Dinge zu tun:

1. Geh mit deinem Körper in Kontakt und stell dir ehrlich die Frage, was dir bei deiner Verhütung wichtig ist. Welche Bedürfnisse sollen erfüllt werden? Wo liegen deine Prioritäten? Bist du in einer Partnerschaft, beziehe dein Gegenüber mit in die Entscheidung ein. Tausch dich gerne mit deinen Freund*innen über Befürchtungen und Erfahrungswerte aus oder lass dich von den Erfahrungsberichten, die ich für dich gesammelt habe (den Link findest du im Anhang), inspirieren. Behalte dabei stets im Hinterkopf, dass du ein Individuum bist und es niemals die eine passende Lösung für alle gibt.

2. Lass dich von deinem oder deiner Gynäkolog*in beraten. Damit der Besuch in der Praxis so effektiv und zufriedenstellend wie möglich verläuft, habe ich in dieses Kapitel noch ein paar Tipps für dich gepackt, wie du möglichen Kommunikationsfallen im engen Zeitfenster der Sprechstunde entgehst und ein Gespräch auf Augenhöhe führst.

3. Geh deinen eigenen Weg, selbstbewusst und sicher. Mein Selbsttest kann dir dabei Hilfestellung geben.

Selbsttest: »Welche Verhütung passt zu mir?«

Dies ist kein Test, wie er früher in der *Bravo* stand oder häufig online angeboten wird à la »Was ist dein Krafttier?«, »Welcher Verdauungstyp bist du?« oder »Welchem Gilmore Girl gleichst du, basierend auf deinem Sternzeichen?«. Wer wollte auch ernsthaft annehmen, aus einem derart oberflächlichen Test verlässliche Hinweise für die individuelle Verhütungssituation zu erhalten? Solche Tests machen zwar Spaß, sind aber definitiv kein zuverlässiges Tool, um Entscheidungen von großer Tragweite zu treffen. Seriöse, wohlüberlegte Fragen hingegen können dich zum Nachdenken anregen und dir bei ehrlicher Reflexion Klarheit verschaffen.

Dieser Test basiert auf meinen Erfahrungswerten als Gynäkologin. Lass dich gerne von den Fragen leiten und inspirieren. Möchtest du bei einer Frage Mehrfachantworten geben, dann priorisiere diese mit 1. (am wichtigsten), 2. (am zweitwichtigsten) und so weiter. Wenn mal keine Antwort passt, kreuze einfach nichts an. Vor allem geht es mir darum, dass du dir in entspannter Atmosphäre Zeit für dich nimmst, um deinen individuellen Bedürfnissen näherzukommen. Die Auswertung deiner Antworten bleibt dir überlassen.

Solltest du jedoch Hilfe bei der Auswertung wünschen, gelangst du über diesen QR-Code zu meinen Interpretationshilfen:

Frage 1: Wie lange möchtest du mit deinem Verhütungsmittel verhüten?

☐ Nur kurz, für einige Monate.

☐ Weiß ich noch nicht.

☐ Länger, mindestens 1 Jahr.

☐ Länger, mindestens 3 bis 5 Jahre.

☐ Ohne zeitliche Begrenzung.

Frage 2: Welchen Beziehungsstatus hast du?

☐ Single mit wechselnden Sexualpartner*innen.

☐ In einer polyamoren Beziehung.

☐ Seit Kurzem in einer monogamen Partnerschaft.

☐ Seit Jahren in einer monogamen Partnerschaft.

☐ In einer gleichgeschlechtlichen Partnerschaft.

☐ Single ohne regelmäßige Sexualkontakte.

Frage 3: Hast du bereits Kinder und/oder möchtest du (weitere) Kinder haben?

☐ Nein und niemals.

☐ Nein und ja, irgendwann mal.

☐ Nein und ja, bald.

☐ Ja und keine mehr.

☐ Ja und ich bin mir nicht sicher.

☐ Ja und ja, demnächst.

Frage 4: Wie schützt du dich vor sexuell übertragbaren Erkrankungen?

☐ Ich lebe in einer monogamen Partnerschaft und wir sind beide getestet. Das reicht.

☐ Ich lebe in einer monogamen Partnerschaft. Aber guter Punkt, wir könnten uns mal testen lassen.

☐ Ich verwende Kondome, Femidome oder Lecktücher. Aber guter Punkt, ich könnte mich mal testen lassen.

☐ Ich verwende Kondome, Femidome oder Lecktücher und lasse mich regelmäßig testen.

☐ Ich schütze mich nicht und spiele lieber Russisch Roulette mit meiner Gesundheit und der meiner Partner*innen.

☐ Ich habe (zur Zeit) keinen Sex.

Frage 5: Wie viel Verantwortung und bewusste Handlungen möchtest du bei der Verhütung übernehmen?

☐ Ich möchte beim Sex nicht an Verhütung denken müssen.

☐ Ich will so wenig Einfluss wie möglich mit meinem eigenen Handeln haben, um vermeidbare Fehlerquellen auszuschließen.

☐ Ich will mir auf keinen Fall etwas einführen oder meinen Körper berühren.

☐ Für mich ist es völlig okay, bewusst mit Barrieremethoden wie dem Kondom oder dem Diaphragma umzugehen.

☐ Ich kann mir vorstellen, meinen Zyklus mithilfe der NFP als symptothermale Methode noch besser kennenzulernen und meinen Beobachtungen zu vertrauen (oder ich praktiziere bereits NFP).

Frage 6: Welche der genannten Punkte haben für dich die höchste Priorität bei der Wahl des Verhütungsmittels?

☐ Sehr hohe Sicherheit, idealerweise mit einem Pearl-Index kleiner 1.

☐ Auf keinen Fall will ich Hormone einnehmen.

☐ Keine bis wenige Nebenwirkungen.

☐ Positive Zusatzeffekte wie bessere Haut oder weniger Zyklusbeschwerden.

☐ Selbst auf so wenig wie möglich achten zu müssen.

- ☐ Die einfache Integrierbarkeit in den Alltag.
- ☐ Schutz vor sexuell übertragbaren Erkrankungen.

Frage 7: Welche Nebenwirkungen würdest du auf gar keinen Fall tolerieren?

- ☐ Gewichtszunahme, Wassereinlagerungen.
- ☐ Gewichtsabnahme
- ☐ Stimmungsschwankungen.
- ☐ Verstärkte Blutung.
- ☐ Keine Blutung mehr zu haben.
- ☐ Eine reduzierte Libido.
- ☐ Akne.
- ☐ Haarausfall.
- ☐ Kopfschmerzen.

Frage 8: Welcher Satz beschreibt dich am zutreffendsten?

- ☐ Ich bin krass verpeilt. Täglich darauf zu achten, eine Tablette einzunehmen oder meine Temperatur zu messen, wäre für mich schwierig.
- ☐ Wenn mich die Leidenschaft überkommt, kann ich für nichts mehr garantieren.
- ☐ Ich bin diszipliniert und ein absoluter Fan von Alltagsroutinen.
- ☐ Ich kann sehr gewissenhaft sein.
- ☐ Ich bin total risikoscheu und möchte am liebsten alles im Detail kontrollieren.
- ☐ Ich bin offen für alles und kann mich auf vieles einlassen.

Frage 9: Was geht für dich gar nicht?

- ☐ Ein Verhütungsmittel, das durch falsche Handhabung beschädigt werden kann.

- ☐ Ein Medikament, das bei Krankheit oder falscher Einnahme seine Wirkung verliert.
- ☐ Ein Mittel, das meinen Hormonhaushalt beeinflusst.
- ☐ Dass die Verantwortung allein bei mir liegt und mein*e Partner*in nichts mit Verhütung zu tun hat.
- ☐ Dass ich mich bei der Verhütung auf meine*n Partner*in verlassen muss und selbst die Kontrolle abgebe.

Frage 10: Gibt es eine Methode, die beim Lesen dieses Buches dein Interesse geweckt hat oder die du ausprobieren möchtest?

- ☐ Mikropille (Östrogen und Gestagen).
- ☐ Minipille (Gestagen).
- ☐ Hormonring oder Hormonpflaster.
- ☐ Hormonspirale.
- ☐ Hormonspritze oder Implantat.
- ☐ Kupferspirale, Kupferball oder Kupferkette.
- ☐ Diaphragma oder Portiokappe.
- ☐ NFP als symptothermale Methode.
- ☐ Kondom oder Femidom.
- ☐ Sterilisation bei Menschen mit Eileitern.
- ☐ Sterilisation bei Menschen mit Samenleitern.
- ☐ Mein*e Partner*in und ich steigen ein in die Recherche zur Zeugungsverhütung der Zukunft.
- ☐ Ich brauche noch etwas Zeit, um über alle Optionen nachzudenken. Ich fühle mich aber schon viel besser informiert als zuvor.

Der Besuch in der gynäkologischen Praxis

Deine medizinische Anlaufstelle in Sachen Verhütung, vor allem bei den verschreibungspflichtigen Mitteln, ist die gynäkologische Praxis, und das ist meiner Meinung nach auch sinnvoll. Denn es gibt bei der Auswahl an Verhütungsmethoden einiges zu beachten und nicht jede Verhütung ist mit deiner Gesundheit kompatibel. Erfahrene Ärzt*innen können dir mit ihrer Expertise bei der Auswahl hilfreich zur Seite stehen. Leider berichten Menschen immer wieder, dass sie bei der ärztlichen Konsultation nicht die Beratung oder Zuwendung erhalten, die sie sich wünschen. Sie fühlten sich wie am Fließband abgefertigt und würden überwiegend zur hormonellen Verhütung beraten. Hormonfreie Verhütung wie die symptothermale Methode, aber auch das Diaphragma oder das Kondom würden mit großer Skepsis beäugt. Warum ist das so? Im Folgenden möchte ich dir einerseits mehr Verständnis für die Perspektive meines Berufsstands vermitteln und dir andererseits Tipps geben, wie du deine Besuche in der gynäkologischen Praxis künftig so gestalten kannst, dass du zufrieden nach Hause gehst.

Dass es aus deiner Sicht in der Praxis nicht optimal läuft, kann ganz unterschiedliche Gründe haben:

1. **Ausgeprägte Zeitknappheit**. Für eine Verhütungsberatung dürfen Ärzt*innen gemäß einheitlichem Bewertungsmaßstab (kurz EBM), der für kassenärztliche Leistungen gilt, aktuell ca. 8,50 Euro im Quartal berechnen – der Betrag kann von Bundesland zu Bundesland und Jahr zu Jahr leicht variieren. Dabei fällt nicht ins Gewicht, ob du viele oder keine Fragen hast. Da die Beratung in der Regel im Rahmen eines Vorsorgetermins erfolgt, können bei diesem Besuch zwar noch andere Abrechnungsziffern zum Tragen kommen. Aber mal ehrlich, dein*e Gynäkolog*in mag noch so motiviert und empathisch sein – wie lange kann es sich deiner Meinung nach eine hochaus-

gebildete Fachkraft, die einen Praxisbetrieb am Laufen halten muss und auf die ein volles Wartezimmer wartet, leisten, für dieses Honorar zu beraten? Würden sich alle Gynäkolog*innen eine halbe bis Stunde Zeit nehmen, um deinen Fragen und Unsicherheiten auf den Grund zu gehen, würden sie pleitegehen und vermutlich von den wütenden Patient*innen im Wartezimmer auf diversen Plattformen im Internet wegen exorbitanter Wartezeiten niedergemacht werden. Eine ausführliche Beratung zur Verhütung in der gynäkologischen Praxis ist meiner Meinung nach vom System nicht vorgesehen.

2. Unterschiedlicher Wissensstand auf beiden Seiten. Müssen Gynäkolog*innen bei der Verhütungsberatung erst mal bei den Bienchen und Blümchen anfangen – und ja, das ist #noshame bei gar nicht so wenigen Patient*innen der Fall –, dann macht dies jeden guten Willen zunichte. Außerdem sind Ärzt*innen ganz normale Menschen mit eigenen Schambereichen, die genauso viel oder wenig aufgeklärt wurden wie du und ich. Wie du bereits weißt, wurde ich selbst weder in meiner Jugend aufgeklärt noch war sexuelle Aufklärung (ganz zu schweigen von empathischer Beratung bei Verhütungsfragen) Teil meines Studiums oder meiner fachärztlichen Weiterbildung. Jede*r bringt seinen eigenen Erfahrungshorizont mit, und das kann unter Umständen auch mal unerwartet zu schwierigen Gesprächssituationen führen.

3. Einseitige Verhütungsberatung und persönliche Erfahrungswerte. Die hormonfreie Verhütung galt lange als unsicher, die Pille hingegen als optimale Verhütung auf dem neuesten Stand der Wissenschaft, weshalb die hormonelle Verhütung über ein halbes Jahrhundert im absoluten Fokus der ärztlichen Verhütungsberatung stand. Erst seit einigen Jahren wird der Ruf nach hormonfreier Verhütung wieder lauter und damit der Bedarf größer, diesen Methoden neu zu begegnen. Zudem spielen die eigenen Erfahrungswerte mit dem Thema Verhütung eine Rolle. Wer beispielsweise selten Patient*innen bei der Verwendung symptothermaler Methoden begleitet, selbst noch nie hormonfrei verhütet oder schlechte Erfahrungen mit hormonfreien Verhütungsmethoden gemacht hat, mag diesen sogar ungeachtet der Statistik mit großer Skepsis gegenüberstehen. Demgegenüber dürften ausgebildete und erfahrene NFP-Berater*innen eher dazu neigen, dich zuversichtlich und umsichtig zur hormonfreien Verhütung zu beraten, dafür jedoch vielleicht etwas kritischer hormonellen Methoden gegenüberstehen. Ich persönlich freue mich, als Gynäkologin hier meine Perspektive zu öffnen und mit anderen Expert*innen zusammenzuarbeiten, um in Zukunft noch umfassender beraten zu können.

Bei allem Verständnis für beide Seiten, das ich als Ärztin und Patientin habe, gibt es leider manchmal auch Grenzüberschreitungen, bei denen du sofort hellhörig werden und die du nicht stillschweigend akzeptieren solltest. Trotz des Wertewandels von den Gött*innen in Weiß hin zu einer eher serviceorientierten Wahrnehmung der ärztlichen Leistung, genießen wir Weißkittel in unserem Territorium durch unser Fachwissen eine gewisse Überlegenheit, die sich jedoch keinesfalls in übergriffiger Sprache, zudringlichen Handlungen oder arroganter Bevormundung äußern darf. Hört dir dein*e Gynäkolog*in nicht zu, nimmt deine Bedürfnisse nicht ernst oder will dir ihre oder seine Meinung aufdrücken, dann spiegele ihr oder ihm das direkt: »Ich glaube, wir verstehen uns nicht oder reden aneinander vorbei«, »Mein Bedürfnis ist es jedoch ...« oder kurz und knapp: »Ich möchte das nicht.« Bleibt dein Gegenüber in einer ignoranten »Ich weiß es aber besser«-Attitüde und wiegelt deine Bedenken vehement und wiederkehrend ab, habt ihr offenbar keine konstruktive Kommunikationsebene miteinander, die dich weiterbringt oder zufriedenstellen wird. Such dir dann lieber jemanden, der dich verstehen und mit dir zusammenarbeiten möchte.

Wie aber kannst du dich nun auf den Besuch in der gynäkologischen Praxis vorbereiten, um in der begrenzten Zeit bestmöglich beraten zu werden und zufrieden nach Hause zu gehen? Ganz einfach: Mach dir im Vorfeld klar, welche Verhütungsmethoden für dich infrage kommen und welche Bedürfnisse sich daraus ergeben. Wenn du mein Buch bis hierher gelesen hast, hast du vermutlich schon einen super Überblick. Ich empfehle dir, deine verbleibenden Fragen vor dem Praxisbesuch aufzuschreiben, um vor Ort strukturiert, intensiv und auf Augenhöhe in den Dialog gehen zu können. Mach dich frei von der Erwartung, sofort die eine, perfekte Lösung zu finden. Manchmal heißt es, geduldig das ein oder andere Verhütungsmittel auszuprobieren, bis du die aktuell passendste Methode für dich entdeckst. Manchmal ist es aber auch Liebe auf den ersten Blick. Ich als Gynäkologin könnte mir auf jeden Fall keine besser vorbereiteten Patient*innen im Beratungs-Setting wünschen, und als Patient*in fühlt sich diese Art der Begegnung und Begleitung für mich wertschätzend, konstruktiv und stärkend an.

Dein Körper. Deine Gesundheit. Deine Verantwortung.

Am Ende ist und bleibt die Wahl deiner Verhütungsmethode deine Entscheidung. Sie sollte zu deiner individuellen Situation passen und in jeder Lebensphase neu überdacht werden. Auch der Aspekt der gleichberechtigen Verhütung darf mitbedacht werden. Weder dein soziales Umfeld noch dein*e Partner*in oder Ärzt*innen sollten darüber bestimmen, was gut für dich ist. Der offene Austausch kann bei deiner Entscheidungsfindung allerdings sehr hilfreich sein, und ein offener Dialog die vertrauensvolle Begleitung durch Expert*innen ist ohnehin Gold wert.

Letztlich zählt am meisten, dass du dich mit deiner Verhütung auskennst und wohlfühlst. Daher solltest du auch verstehen, wie deine Verhütungsmethode wirkt, und bewusst entscheiden, ob Nutzen und Risiken in deiner Situation gerechtfertigt sind. Ziemlich sicher wird sich dein Anspruch an Verhütung mit der Zeit verändern. Daher empfehle ich, deine Entscheidung einmal im Jahr und sowieso bei jeder signifikanten Veränderung im Leben zu überprüfen. Natürlich sind einige Methoden, wie z.B. Spiralen, auf eine längerfristige Nutzung angelegt. Dennoch ist die Wahl deiner Verhütung niemals in Stein gemeißelt.

Du hast heutzutage die Auswahl zwischen verschiedenen hormonhaltigen und hormonfreien Methoden, die als sicher gelten. Der Ruf nach hormonfreien Alternativen und Gleichberechtigung zeigt weiteren Bedarf an – und zwar für alle Geschlechter. Dass Verhütung keinesfalls mehr reine »Frauensache« ist und nicht nur Hormone eine sichere Verhütung gewährleisten, ist bereits in vielen Köpfen angekommen. Mit dem Wandel der Gesellschaft werden sich diese Perspektive und auch der Wunsch nach Weiterentwicklung verfestigen. Mit unseren Worten und Forderungen – und nicht zuletzt Taten – dürfen wir den Prozess jedoch noch deutlich beschleunigen.

Eines möchte ich dir abschließend mit auf deinen Weg geben: Alles, was du tust, hat Auswirkungen auf deinen Körper. So auch die Wahl deiner Verhütung. Also wähle bewusst und informiert. Dein Körper. Deine Gesundheit. Deine Verantwortung. Es dauert vielleicht manchmal eine Weile, bis man die passende Methode für sich entdeckt hat, aber deine Geduld, dein Informationsdurst und deine Zuversicht werden sich auszahlen. Denn wer bewusst verhütet, hat nicht nur eine höhere Anwendungssicherheit, sondern auch mehr Spaß beim Sex. Davon bin ich überzeugt. *Safer Sex* zu haben, bedeutet immer auch, ein Stück weit Verantwortung zu übernehmen. Du bist kompetent genug, das zu tun und gleichzeitig eine Verhütung zu finden, die zu dir passt: individuell und sicher.

Kapitel 6:

Oft gefragt

Häufige und besondere Fragen zu Risiken und Nebenwirkungen

Das Thema Verhütung ist riesig. Insbesondere über hormonelle Kontrazeptiva könnte man noch unendlich viel sagen und schreiben. Gerade die Risiken und Nebenwirkungen schüren bei vielen Menschen Ängste. Als Gynäkolog*in werden mir natürlich viele Fragen zur Verhütung gestellt – kurioserweise nicht weniger im privaten Bereich als in meiner ärztlichen Tätigkeit. Selbst im Urlaub vergehen bei neuen Bekanntschaften kaum zwei Stunden, bevor der Satz fällt: »Mirjam, du bist doch Gynäkologin, darf ich dich mal was fragen?« Deshalb habe ich beschlossen, in diesem Extra-Kapitel Raum für Fragen zu schaffen, die bislang noch nicht in diesem Buch beantwortet wurden. Vielleicht bewegen sie ja auch dich?

Welche Verhütungsmittel sind vegan?

Für streng vegan lebende Menschen fallen alle hormonellen Verhütungsmittel inklusive der Spirale weg, da sie in Tierversuchen getestet wurden. Zudem enthalten die meisten Pillen Laktose als Trägermaterial und Füllmittel, die Kapselhüllen mancher Medikamente sogar tierische Gelatine. Es gibt eine kleine Auswahl an laktosefreien Pillen, nach denen man explizit fragen kann. Das Verhütungspflaster und der Verhütungsring sind in der Herstellung vegan.

Bei Diaphragmen muss darauf geachtet werden, dass sie kein tierisches Glycerin enthalten und das dazugehörige spermienhemmende Gel keine Milchsäure. Da zur Kupfergewinnung in der Regel Knochenleim eingesetzt wird, gibt es auch bei der Kupferspirale eine Schwierigkeit. Kondome können – wenn nicht anders ausgewiesen – Milchproteine enthalten. Auf der sicheren Seite bist du im Hinblick auf ein veganes Leben daher mit der symptothermalen Methode in Kombination mit veganen

Kondomen oder einem veganen Diaphragma inklusive veganem Gel.

Wie groß ist das Risiko, wegen der Mikropille, des Verhütungspflasters oder -rings eine Thrombose zu bekommen?

Das Risiko für venöse Thromboembolien wie eine tiefe Bein- oder Armvenenthrombose, Hirnvenenthrombose oder Lungenarterienembolie liegt bei gesunden Frauen/Menstruierenden bei etwa 2 bis 5 pro 10 000 Menschen pro Jahr. Die Nutzung von Mikropillen erhöht dieses Risiko um den Faktor 2 bis 4.[93] Zum Vergleich: In der Schwangerschaft gilt Faktor 6 und im Wochenbett sogar Faktor 22.[94] Trotzdem sollte nicht leichtfertig ein Risiko erhöht werden, wo eigentlich keines sein müsste. Zur Risikoerhöhung führt die Kombination aus Ethinylestradiol und Gestagen, wobei das Gestagen entscheidend für das Ausmaß ist. Schauen wir uns dazu ein paar Zahlen an: Wenn wir sagen, dass bei 2 von 10 000 Menstruierenden pro Jahr in Deutschland eine Thrombose auftritt, sind das hochgerechnet 1360 Menschen. Wird eine Mikropille mit Levonorgestrel eingenommen, sprechen wir von 5 bis 7 Personen pro 10 000 Menschen pro Jahr, also 3400 bis 4760 Personen. Ist das kombinierte Gestagen Desogestrel oder Drospirenon, landen wir bei 9 bis 12 pro 10 000 pro Jahr und somit bei 6120 bis 8160 Menschen. Diese Zahlen habe ich nicht selbst ermittelt, sondern der aktuellen, in den DACH-Ländern geltenden Leitlinie für hormonelle Empfängnisverhütung entnommen.[95] Sie sind also hochoffiziell. Die Arzneimittelbehörde und die Bundesärztekammer empfehlen auf dieser Grundlage, als Erstverordnung mit Mikropillen der zweiten Generation zu starten, also der typischen Wirkstoffkombination aus Ethinylestradiol und Levonorgestrel. Liegt eine starke Akne oder Behaarung vor, können auch Mikropillen der dritten Generation zum Einsatz kommen. Allerdings muss vor jeder Verschreibung das individuelle Thromboserisiko einer jeden Person betrachtet werden. Denn wer bereits gewisse Risikofaktoren mitbringt, ist unter Umständen gleich raus. So steigert bereits ein Lebensalter über 35 Jahren das Thromboserisiko, aber auch Rauchen, Übergewicht und Adipositas, Immobilität etwa nach einem Trauma oder einer Operation, häufiges Fliegen oder Thrombose in der Familiengeschichte (abhängig von Verwandtschaftsgrad und Alter der Betroffenen). Gefährdet ist auch, wer selbst bereits eine Thrombose hatte oder an einer Gerinnungsstörung leidet, die Thrombosen fördert. Teilweise reicht einer der genannten Faktoren aus (etwa eine Thrombose in der Vorgeschichte), damit eine Verhütung mit kombinierten hormonellen Methoden nicht empfohlen wird, aber auch zwei in Kombination, z. B. ein Lebensalter über 35 Jahren und Rauchen. Deshalb beginnt man nach dem 40. Lebensjahr in der Regel nicht mehr mit einer kombinierten hormonellen Kontrazeption, sondern wechselt zu einer östrogenfreien Lösung. Das heißt jetzt nicht, dass man eine langjährige, nebenwirkungsfreie Pilleneinnahme überhastet einstellen sollte. Vielmehr muss man potenzielle Risikofaktoren im Blick behalten und im Laufe der Jahre, teilweise auch situationsabhängig, mit der oder dem Gynäkolog*in abwägen, ob die aktuelle Methode noch zu einem passt.

Mein Tipp:
In den ersten Monaten nach Einnahmebeginn ist das Risiko venöser thromboembolischer Ereignisse am höchsten, ebenso nach einer über 4 Wochen langen Einnahmepause.[96] Deshalb sollte man die Pille niemals unüberlegt an- oder absetzen.

Neben dem venösen Thromboembolierisiko gilt es noch das Risiko für arterielle thromboembolische Ereignisse zu betrachten. Sie entstehen, wenn ein Gefäß durch Arteriosklerose verschlossen wird oder arteriosklerotische Plaques sich lösen und als Embolie periphere Gefäße blockieren, wie es beim Schlaganfall oder Herzinfarkt passieren kann. Auch wenn beide Ereignisse bei jungen und gesunden Menschen sehr selten sind, möchte man natürlich sichergehen, dass es durch die kombinierten hormonellen Verhütungsmittel nicht zu einer Risikoerhöhung kommt. Daher wird Menschen, die beispielsweise bereits wegen Bluthochdruck, Rauchen, erhöhter Blutfettwerte, eines Diabetes mit bekannten Gefäßschäden und einer Migräne mit Aura ein etwas höheres Risiko mitbringen, von Mikropillen, Verhütungsringen und -pflastern abgeraten.

Schon gewusst?
Die menstruelle Migräne zählt nicht als Risikofaktor. Hier kann die Einnahme eines kombinierten Kontrazeptivas im Langzyklus sogar hilfreich sein.

Es gilt also, immer ganz genau darauf zu achten, dass der potenzielle Nutzen durch die hormonelle Verhütung die möglichen Risiken klar überwiegt. Auch wenn das Risiko einer Thrombose oder Embolie statistisch gesehen klein ist, geht es hier um eine gravierende Nebenwirkung, die nicht auf die leichte Schulter genommen werden darf.

Machen Pillen und Hormonspiralen dick?

Immer wieder höre ich, dass Menschen Angst haben, unter der Pille & Co. zuzunehmen. Belege dafür, dass die synthetischen Hormone daran schuld sind, finden sich nach derzeitiger Studienlage allerdings weder für die Mikro- noch für die Gestagenpille[97] oder die Hormonspirale. Es stimmt, dass das in den Mikropillen enthaltene Östrogen Wassereinlagerungen begünstigen kann. Auch ein Einfluss auf den Appetit wird diskutiert. Allerdings legen wir alle tendenziell eher an Gewicht zu, wenn wir älter werden (was durchaus förderlich für deine körperlichen Reserven ist, solange es im gesunden Rahmen bleibt). Die Schuld für eine größere Gewichtszunahme können wir den gängigen Hormonpräparaten, die zur Verhütung eingesetzt werden, also leider nicht in die Schuhe schieben. Es gibt sogar Pillen, die durch ihre entwässernde Wirkung zu einer leichten Gewichtsabnahme führen. Letztlich zählt jedoch deine individuelle Situation, und wenn du deutliche Gewichtsveränderungen registrierst, die im Zusammenhang mit dem Beginn der hormonellen Kontrazeption stehen, dann darfst du die Zeichen deines Körpers ernst nehmen. Du bist schließlich ein Individuum und keine Nummer in einer Statistik.

Habe ich unter der Pille noch Lust auf Sex?

Hierzu bietet die Studienlage kein eindeutiges Bild. Einige Nutzer*innen verlieren an Libido, andere haben sogar mehr Lust. Ich erkläre mir das so: Wenn du regelrecht Panik hast, schwanger zu werden, brauchst du ein Verhütungsmittel, dem du zu 100 % vertraust, um ausgelassen Sex haben zu können. Die Pille bietet aus drei Gründen einen Vertrauensvorschuss: ein Top-Pearl-Index, eine vermeintlich geringe Eigenverantwortlichkeit (abgesehen von der täglichen Einnahme) und ein geniales Marketing. Allerdings ist unter der Pille das zyklische Auftreten deiner natürlichen Geilmacher gestoppt, wie das feuchte, ölige Gefühl in Vulva und Vagina (dank einer vermehrten Durchblutung) und der flüssigere Zervixschleim zur Follikelphase und Ovulation. Und auch auf mentaler Ebene bleibt der Sexyness-Kick bedingt durch das Fehlen des Östrogen- und Testosteronhochs aus.

Der freie Testosteronspiegel im Blut ist insgesamt unter der Pilleneinnahme niedriger, da mehr Sexualhormonbindendes Protein (SHBG) gebildet wird, an das das Testosteron andockt. Antiandrogen wirkende Pillen blockieren zudem den Testosteronrezeptor, androgen wirkende Pillen aktivieren ihn eher. Wie du siehst, spielen hier Kopf und Biologie nicht unbedingt zusammen. Was für dich wichtiger ist, um deine Sexualität genussvoll erleben zu können, entscheidest du. Definitiv ist die Libido nicht rein hormongesteuert, sondern wird maßgeblich von der Qualität deiner Paarbeziehung, dem Vorspiel und auch dem Wissen um deine eigenen und partnerschaftlichen Bedürfnisse, deinem Kopfkino, inneren Einstellungen und vielem mehr geprägt.

Werde ich unter der Pille depressiv?

Die Studienlage zur Psyche ist leider nicht eindeutig. Nicht losgelassen haben mich zwei große dänische Studien aus den Jahren 2016 und 2018, die unter der Pilleneinnahme eine erhöhte Rate an Depressionen und Suiziden bei Jugendlichen zwischen 15 und 19 Jahren beobachtet haben. Obwohl Kritiker*innen diesen Studien methodische Fehler vorwerfen, gibt es seither eine Warnung des Bundesinstituts für Arzneimittel und Medizinprodukte (BfArM), bei der Verschreibung der Pillen und anderer kombinierter hormoneller Verhütung auf die psychische Konstitution der Patient*innen zu achten.[98] Gerade bei Vorliegen von Stimmungsschwankungen und depressiven Episoden ist es wichtig zu differenzieren, ob diese zyklisch bedingt sind wie beim PMS oder PMDS – hier könnte die Pille helfen –, oder unabhängig davon bestehen – das könnte die Symptome verstärken.

Andere Studien behaupten sogar das Gegenteil: dass die Einnahme der Pille nicht zu einer Verschlechterung einer Depression führt, sondern diese womöglich sogar verbessert.[99] Aber was ist nun korrekt? Definitiv werden neu auftretende Stimmungsschwankungen und depressive Episoden unter der Pille beschrieben. Inwiefern die Einnahme der Pille damit assoziiert ist, diese auszulösen, zu verbessern oder zu verschlechtern, kann man bis dato leider nicht klar sagen. Deshalb gilt: Bemerkst du neu aufgetretene Veränderungen deiner Stimmung unter der Pilleneinnahme, solltest du diese immer ernst nehmen, den möglichen Ursachen nachgehen und gegebenenfalls mit deiner*m Gynäkolog*in über einen Wechsel deiner Verhütung nachdenken.

Kann eine hormonelle Verhütung die Entstehung von Krebs begünstigen?

Gerade im Hinblick auf Brustkrebs soll man sich doch besonders gut überlegen, die Pille zu nehmen, oder? Tatsächlich ist die Datenlage zu Brustkrebs unklar, weshalb Menschen, die bereits an Brustkrebs erkrankt sind, von der Einnahme eines hormonellen

Verhütungsmittels abgeraten wird. Alle anderen sollten sich der potenziell geringgradigen Risikoerhöhung bewusst sein.

Statistisch bewiesen ist eine leichte Risikoerhöhung, den HPV-assoziierten Gebärmutterhalskrebs zu bekommen. Auf der anderen Seite ist das Risiko für Eierstockkrebs, Endometriumkarzinom und Darmkrebs sogar erniedrigt. Wie stark dieser Effekt ausfällt, hängt von der Einnahmedauer ab. Pauschal zu behaupten, dass die Pille Krebs auslöst, ist also total daneben. Wenn überhaupt, sprechen wir von einer sehr kleinen Veränderung des Risikoprofils in die eine oder andere Richtung, wobei Lifestyle-Faktoren wie Sport, Körpergewicht, Rauchen etc. deutlich mehr ins Gewicht fallen. Die Hormonspirale hat sogar einen ausgesprochen schützenden Effekt auf die Gebärmutterschleimhaut und wirkt dort der Entstehung von Zellveränderungen entgegen.

Was muss man beim Absetzen der Pille beachten?

Zu diesem Thema gibt es viele Meinungen, die jedoch selten mit handfesten Beweisen unterfüttert sind. Wer diese Frage in eine Suchmaschine eingibt, landet unweigerlich auf diversen Webseiten, die eine allumfassende Kur nach der hormonellen Tortur für den Zyklus empfehlen – gern auch zu sehr hohen Preisen erhältlich. Ich sage nicht, dass alle Angebote schlecht sind oder dass dein Körper nicht eine Extraportion Pflege und Achtsamkeit verdient hätte. Aber legen wir mal die Fakten auf den Tisch: Soweit wir es heute wissen, ist von gynäkologischer Seite her eigentlich gar nicht so viel zu beachten, wenn man die Pille absetzen möchte. Die brennendste Frage ist: Möchtest du schwanger werden oder weiter sicher verhüten?

Wenn du schwanger werden möchtest, solltest du spätestens mit Absetzen der Pille (aber gerne auch schon vorher) damit anfangen, Folsäure als Nahrungsergänzungsmittel einzunehmen. Warum, erläutere ich in der Antwort auf die nächste Frage.

Wenn du nicht schwanger werden möchtest, solltest du dir bereits vor dem Absetzen darüber Gedanken machen, wie du in Zukunft sicher verhüten möchtest. Hattest du vor Beginn der hormonellen Verhütung Zyklusbeschwerden z. B. wegen PMS/PMDS, PCOS oder Endometriose, solltest du dir frühzeitig Gedanken darüber machen, wie du den womöglich wiederkehrenden Problemen begegnen möchtest. Ich halte es daher immer für empfehlenswert, vor dem Absetzen einer hormonellen Verhütung einen Termin in der gynäkologischen Praxis zu vereinbaren, um alle Fragen zu besprechen. Grundsätzlich kannst du an jedem beliebigen Tag die Pille absetzen. Die meisten wählen hierzu die Einnahmepause vor dem nächsten Blister, sofern die Pille nicht im Langzyklus eingenommen wird. Das war's eigentlich auch schon. Aber was ist mit Mikronährstoffen?

Führt die Einnahme der Pille zu Nährstoffmangel?

Mikronährstoffe, die im Verdacht stehen, durch die Einnahme von der Pille vermehrt verbraucht, ausgeschieden oder in nicht ausreichendem Maße resorbiert zu werden, sind die Vitamine B6, B12 und Folsäure, Vitamin C, D und E sowie die Mineralstoffe Magnesium, Selen, Zink und Jod.[100]

Mit einer ausgewogenen Ernährung könnte man also darauf achten, dass während und nach der Einnahme der Pille kein Mangel entsteht – wenn man weiß, wie, und sich die Zeit dafür nehmen möchte. Das kann ich jedem Menschen nur wärmstens ans Herz legen. Viele Menschen finden es allerdings schwierig, ein derart hohes Maß an Selbstfürsorge in ihren Alltag zu integrieren. Ich übrigens auch. Da kann man natürlich mit der Einnahme von Nahrungsergänzungsmitteln nachhelfen. Dabei rate ich davon ab, sich mittels Gießkannenprinzip teure Multivitaminpräparate zuzuführen und sich ohne Überprüfung auf der sicheren Seite zu fühlen. Daher bevorzuge ich es, hin und wieder bestimmte Parameter im Labor auf eigene Kosten kontrollieren zu lassen und dann gezielt zu substituieren. Ich möchte betonen, dass gesunde Menschen nach Expert*innen-Meinung der Deutschen Gesellschaft für Ernährungsmedizin e.V. ihren Nährstoffbedarf auch ohne Nahrungsergänzungsmittel decken können. Nur bei nachgewiesenem Mangel z. B. von Eisen, Vitamin B12 oder Vitamin D und in der Schwangerschaft wird die Nährstoffsubstitution empfohlen. Zugleich hat jeder Mensch seinen individuellen Bedarf und kann diesen in seine Überlegungen miteinbeziehen. Es muss ja nicht nur darum gehen, einen Mangel auszugleichen. Das Ziel könnte auch darin bestehen, die optimale Versorgung für sich selbst zu finden.

Mein Tipp:
Als Gynäkologin liegt mir besonders ein Vitamin am Herzen: die Folsäure. Sie ist essenziell für die neuronale Entwicklung des Embryos in der ersten Phase der Schwangerschaft. Daher macht es Sinn, mit Einnahme der sogenannten Schwangerschaftsvitamine bereits in der Kinderwunschzeit zu beginnen – und das heißt: sogar schon vor dem Absetzen der Pille –, um die Speicher vorsorglich aufzufüllen.

Was ist das Post-Pill-Syndrom?

Der Begriff Post-Pill- bzw. Post-Pill-Amenorrhoe-Syndrom (PPAS) wird für eine Gruppe von Symptomen und Veränderungen verwendet, die nach dem Absetzen eines hormonellen Verhütungsmittels auftreten können. Vor allem das Ausbleiben der Periode länger als 3 bzw. 6 Monate, aber auch weitere Zyklusstörungen und mit Hormonen in Zusammenhang stehende körperliche Veränderungen wie Hautunreinheiten, Verdauungsbeschwerden oder Stimmungsschwankungen gehören dazu. Ob es sich hierbei um eine Folge des Absetzens handelt, die mit einer Dysregulation der Hypothalamus-Hypophysen-Achse oder auch Nährstoffmangel in Verbindung steht oder eine körperliche Gegebenheit ist, die schon vorher bestand und erst ohne synthetische Hormone (wieder) zutage tritt, ist dabei nicht immer klar abzugrenzen. Bitte beachte: Das PPAS ist bislang nicht als offizielle medizinische Diagnose anerkannt und wird unter Expert*innen kontrovers diskutiert. Das macht das Ausbleiben des Zyklus und die

Beschwerden natürlich nicht weniger real. Dann heißt es: Ganz genau hinsehen und gemeinsam mit der oder dem Gynäkolog*in auf Ursachenforschung gehen.

Ich könnte noch ewig so weitermachen und auch Stellung beziehen zu polarisierenden Fragen beantworten wie den folgenden:

- Stimmt es, dass man seine*n Partner*in nach dem Absetzen der Pille nicht mehr riechen kann?
- Haben hormonelle Kontrazeptiva einen Einfluss auf meine Schilddrüsenfunktion?
- Wie wirken sich Pille & Co. auf mein Mikrobiom im Darm und in der Vagina aus?

Aber mir gehen die Buchseiten aus. Zum Glück kennt mein Blog »Doktorin Vagina erklärt« kein Limit und wird von mir mit spannenden Themen rund um Zyklusgesundheit, Sexualität und Verhütung bespielt. Schau gerne vorbei unter www.gynsprechstunde.de/blog und finde Antworten auf alle Fragen, die du dich noch nie getraut hast, deine*r Gynäkolog*in zu stellen.

Anhang

Erfahrungen mit Verhütung – so vielfältig wie individuell

Mein Weg auf der Suche nach passenden Verhütungsmethoden für mich war holprig und gleicht wahrscheinlich dem vieler Menstruierender meiner Generation. Ich wurde nicht aufgeklärt, weder zuhause noch in der Schule. Alles, was ich damals wusste, habe ich mir mit Unterstützung von Doktor Sommer aus der *Bravo* selbst beigebracht. Mein erstes Mal war mit Kondom und dann bin ich der Sicherheit wegen doch erst mal 10 Jahre alternativlos bei der Mikropille hängen geblieben. Bis ich mit Mitte 20 und als Single die Einnahme von Hormonen hinterfragte, da ich nicht regelmäßig Sex hatte und gar nicht wusste, wie sich ein Leben mit Zyklus anfühlte. Ich erlebte Episoden von großer Energie und Zufriedenheit, gefolgt von PMS-Tiefen, die ich mir zuvor nicht hätte ausmalen können. Ich grübelte, ob synthetische Hormone nun gut oder schlecht für mich seien. Dann kam es zu einem kurzen Comeback der hormonellen Verhütung: mit Verhütungspflaster, -ring und Minipille. Fast wäre ich bei der Hormonspirale gelandet, aber meine Gynäkologin meinte damals, ohne Kinder sei das keine gute Idee. Was für ein Quatsch. Und dann hat mich die NFP völlig unerwartet mitgerissen und überzeugt mich seither. Als Nächstes steht bei mir definitiv ein NFP-Kurs auf dem Programm und ich möchte das Diaphragma ausprobieren. Es ist völlig klar, dass mein Partner und ich natürlich auch die Innovationen der Zeugungsverhütung genauer ins Visier nehmen werden. Sollte sich meine Adenomyose jedoch wieder bemerkbar machen, dann schließe ich die Nutzung der Hormonspirale oder Gestagenpille prinzipiell nicht aus. Aber lieber – da bin ich ehrlich – lebe ich mit meinem natürlichen Zyklus in meiner Balance.

Mein Weg hat mich zur hormonfreien Verhütung geführt, auch wenn die Hormone mir auf meinem Weg zeitweise einen guten Dienst erwiesen haben. Dein Weg kann ein anderer sein.

Vielleicht ist es trotzdem interessant für dich, von den Erfahrungen anderer zu hören und zu lernen. Daher führt dich der unten stehende QR-Code zu einem exklusiven Raum für meine Leser*innen, in dem ich anonymisierte Erfahrungsberichte zur Empfängnis- und Zeugungsverhütung sammle. Du findest dort auch meine Verhütungsreise in epischer Breite – denn sie hat leider nicht mehr ins Buch gepasst. Auch einige tolle Freund*innen, Bekannte und Patient*innen haben sich bereit erklärt, ihre Geschichten beizusteuern. Wie jeder Mensch ist auch jede Geschichte einzigartig und daher nicht eins zu eins auf deine Situation übertragbar. Dennoch findest du darin vielleicht Inspiration und Motivation, selbstbewusst und sicher deinen Weg zu gehen.

Wenn auch du deine Geschichte teilen möchtest, um andere zu inspirieren, schreibe mir gern eine E-Mail unter dr.mirjam.wagner@gynsprechstunde.de. Bitte beachte: In allen Geschichten wird wertschätzend und respektvoll kommuniziert. Verkaufstexte oder Bashing haben hier keinen Platz. Um die Qualität zu sichern, schaue ich mir jede Geschichte in Ruhe an, bevor sie Teil der Sammlung wird.

Ein kleines Verhütungsquiz

Na, wie gut fühlst du dich nach Lektüre des Buches in Sachen Verhütung informiert? Teste dein Wissen mit meinem Verhütungsquiz, lass dich zum Schmunzeln bringen und verabschiede dich von den letzten Mythen in deinem Kopf. Mehrfachnennungen sind möglich.

1. Wie alt war mehr als die Hälfte aller Jugendlichen in Deutschland bei ihrem ersten Mal?

☐ A. 11 Jahre
☐ B. 13 Jahre
☐ C. 15 Jahre
☐ D. 17 Jahre

2. Was war 2023 das beliebteste Verhütungsmittel in Deutschland?

☐ A. Pille
☐ B. NFP/symptothermale Methode
☐ C. Kondome
☐ D. Hormonspirale

3. Welches Verhütungsmittel wird weltweit am häufigsten verwendet?

☐ A. Pille
☐ B. Dreimonatsspritze
☐ C. Sterilisation der Frau/Mensch mit Eileiter
☐ D. Kondom

4. Welche Verhütungsmethode ist die unsicherste?

☐ A. Coitus interruptus

☐ B. Kondom

☐ C. Hormonspirale

☐ D. Kupferkette

5. Wie viel Prozent der Menstruierenden haben nach Schätzungen der BZGA-Studie 2023 in Deutschland die Pille genommen?

☐ A. 38 %

☐ B. 45 %

☐ C. 56 %

☐ D. 65 %

6. Welche Nebenwirkungen können unter der Verwendung hormoneller Verhütungsmittel auftreten?

☐ A. Depression

☐ B. Libidoverlust

☐ C. Gewichtszunahme

☐ D. Libidosteigerung

☐ E. Thrombose/Embolie

7. Bei Vorliegen welcher Risikofaktoren sollten besser keine östrogenhaltigen Verhütungsmittel angewendet werden?

☐ A. Eine Thrombose in der Vorgeschichte

☐ B. Rauchen und Übergewicht

☐ C. Alter über 35 Jahre und Übergewicht

☐ D. Migräne mit Aura

8. Welchen Pearl-Index erreicht man bei korrekter Durchführung der symptothermalen Methodenach Sensiplan®?

☐ A. 2–12

☐ B. 0,4–1,8

☐ C. 9

☐ D. 0,1

9. Wann können Kondome reißen?

☐ A. Wenn sie alt sind.

☐ B. Wenn sie in der Sonne lagen.

☐ C. Durch spitze Fingernägel.

☐ D. Bei vaginaler Trockenheit oder Analsex ohne Gleitgel.

10. Wie findet man zuverlässig und sicher die passende Kondomgröße für sich?

☐ A. Einfach austesten. Wenn es zwickt oder reißt, weißt du Bescheid.

☐ B. Den erigierten Penis mit einem Kondometer ausmessen.

☐ C. Den schlaffen Penis mit einem Kondometer ausmessen.

☐ D. Ein gesundes Augenmaß stimmt immer.

11. Welche Verhütungsmittel für Männer/spermienbildende Menschen sind in Deutschland zugelassen?

☐ A. Kondom

☐ B. Vasektomie

☐ C. Andro-Switch

☐ D. Hormongel

12. Was ist die sicherste Verhütungsmethode von allen?

- ☐ A. NFP als symptothermale Methode
- ☐ B. Mikropille und Gestagenpille
- ☐ C. Hormonspirale
- ☐ D. Sterilisation des Mannes

13. Wie viele Männer/Menschen mit Samenleitern und wie viele Frauen/Menschen mit Eileitern sind zur Zeit in Deutschland sterilisiert?

- ☐ A. Männer 2 %, Frauen 8 %
- ☐ B. Männer 8 %, Frauen 3 %
- ☐ C. Männer 1 %, Frauen 8 %
- ☐ D. Männer 2 %, Frauen 2 %

14. Welche Möglichkeiten der Notfallverhütung hast du nach ungeschütztem Sex?

- ☐ A. »Spirale danach« bis 5 Tage nach dem ungeschützten Sex einsetzen lassen.
- ☐ B. Schnellstmöglich die »Pille danach« einnehmen, Ulipristalacetat bis spätestens 72 Stunden nach dem ungeschützten Sex.
- ☐ C. Einfach die eigene Pille normal weiternehmen, wenn man sie vergessen hat.
- ☐ D. Vulva und Vagina gründlich mit Wasser und Duschgel ausspülen.

1.D, 2.C, 3.C, 4.A, 5.C, 6.A-E, 7.A-D, 8.B, 9.A-D, 10.B, 11.A+B, 12.D, 13.A, 14.A+B

Noch mehr Inspiration und Literaturempfehlungen

Gern lasse auch ich mich von anderen Menschen in Sachen Aufklärung, Körper- und Zykluswissen und Sexualität inspirieren. Folgenden Personen folge ich hierzu auf Instagram. Vielleicht findest du ihre Accounts ebenfalls interessant:

- die Gynäkologin & Sexualmedizinerin Miriam Mottl @herzensdialoge
- die klinische Sexologin Magdalena Heinzl @sexologisch
- die Sexualpädagogin Nadine Beck @vulvantastic
- die Sexualpädagogin Mareike Brede @die.mamareike
- die Sexualpädagogin Gianna Bacio @giannabacio
- die Orgasmusbotschafterin Nina Braith @ohvulvina
- die Ärztin und Sexualtherapeutin Dr. med. Maya Fehling @beingfemale.de
- die Gynäkologin Anna Stamm @frau_gyn
- die Gynäkologin Dr. med. Daniela Bach @gluecksspechstunde
- die NFP-Beraterin Katharina Dinzen @ovulista
- die Zykluscoachin Franzi Ruhnau @zykluspower_
- die Zykluscoachin Anne Lippold @fraulichkeit
- die NFP-Beraterin Anne Schmuck @anne.schmuck_zykluswissen
- die Lauf- /Zyklus-Coachin Steffi Platt @_ballerinas_world
- der Periodenladen für Menstruationsutensilien und tolle Workshops rund um die Periode @periodenladen_berlin und @all.about.period in Wien
- die Unternehmensberaterin für Zyklusmanagement am Arbeitsplatz Fee Reinoso @vision.period
- die Journalistin und Menstruationsaktivistin @frankafrei
- die Expertin für sexualisierte Gewalt und Opferberatung Agota Lavoyer @agotalavoyer
- ... und natürlich steckt auch in meinem Account viel Wissen und Liebe @doktorin.vagina

Folgende Aufklärungslektüren für Klein und Groß stehen in meinem Bücherregal – allesamt Herzensempfehlungen:

- Carsten Müller, Sarah Siegl und Emily Claire Völker: *Von wegen Bienchen und Blümchen! Aufklärung, Gefühle und Körperwissen für Kinder ab 5.* München: Edition Michael Fischer, 2021. (ab 5 Jahren)
- Katharina Hotter, Lisa Sonnberger und Flo Staffelmayr: *Lina, die Entdeckerin.* Wien: Achse Verlag, 2020. (ab 5 Jahren)
- Noa Lovis Peifer, Linu Lätitia Blatt und Yayo Kawamura: *Untenrum. Und wie sagst du?* Weinheim: Beltz & Gelberg, 2023. (ab 5 Jahren)
- Olivia Jones und Jana Moskito: *Keine Angst in Andersrum. Eine Geschichte vom anderen Ufer.* Berlin: Schwarzkopf & Schwarzkopf Media, 2018. (ab 5 Jahren)
- Chella Quint und Giovana Medeiros: *Mut zum Blut: Alles, was du über die Periode wissen musst.* Berlin: Zuckersüß Verlag, 2021. (ab 8 Jahren)
- Nadine Beck, Rosa Schilling und Sandra Bayer: *Sex in echt: Offene Antworten auf deine Fragen zu Liebe, Lust und Pubertät.* Hamburg: migo Verlag, 2022. (ab 11 Jahren)
- Magdalena Heinzl: *Was kribbelt da so schön? Von Beginn an aufklären für einen selbstbewussten Zugang zu Sexualität, Körper und Gefühlen.* Weinheim: Beltz, 2023. (eine Anleitung für Eltern)
- Ann-Marlene Henning: *Sex verändert alles. Aufklärung für Fortgeschrittene.* Hamburg: Rowohlt, 2019. (für Erwachsene jeden Alters)

Und wer gerne tiefer in die Welt der natürlichen Familienplanung einsteigen möchte, dem kann ich diese Bücher ans Herz legen:

- Arbeitsgruppe NFP: *Natürlich und sicher. Das Praxisbuch.* Stuttgart: Trias, 2018. (www.sensiplan.de)
- Anna Burger und Katharina Dinzen: *How to: NFP lernen leicht gemacht.* Hamburg: BoD, 2024.

Und für Ärzt*innen oder beruflich tätige Zyklusexpert*innen:

- Elisabeth Raith-Paula und Petra Frank-Herrmann: *Natürliche Familienplanung heute. Modernes Zykluswissen für Beratung und Anwendung.* Berlin und Heidelberg: Springer, 2020.

Zudem haben mich folgende Bücher beim Schreiben dieses Buches inspiriert:

- Gabrielle Blair: *Verantwortungsvoll ejakulieren. 28 Gründe, warum Verhütung Männersache werden muss.* Berlin: Ullstein, 2024.
- Franka Frei: *Überfällig. Warum Verhütung auch Männersache ist.* München: Goldmann, 2023.
- Robert Jütte: *Lust ohne Last. Geschichte der Empfängnisverhütung von der Antike bis zur Gegenwart.* München: C.H.Beck, 2003.

Mein Tipp:
Wer Probleme mit einem offenen Gespräch über Sexualität hat, kann sich bei Beratungsstellen Hilfe holen. Die bekanntesten Träger sind die Arbeiterwohlfahrt, die Caritas, der Paritätische Wohlfahrtsverband, das Diakonische Werk, das Deutsche Rote Kreuz, donum vitae e.V., pro familia, der Sozialdienst katholischer Frauen, feministische Frauenzentren oder die Gesundheitsämter.

Und natürlich darf zum Schluss ein Hinweis auf all die großartigen Initiativen und Vereine nicht fehlen, die für eine aufgeklärte und gleichberechtigte Verhütung einstehen:

- Feministisches Frauen Gesundheits Zentrum e.V.: www.ffgz.de
- Ärztliche Gesellschaft zur Gesundheitsförderung e.V.: www.aeggf.de
- Better Birth Control: www.betterbirthcontrol.org
- European Network for Shared Contraception (ENSC):

www.sharedcontraception.org mit dem deutschen Benutzer*innen-Komitee Gemeinsam verhüten

- Emanzipatorisches Verhütungskollektiv Leipzig: www.unverhuetbar.noblogs.org
- Selbstbestimmt steril e.V.: www.selbstbestimmt-steril.de
- Institut für Zyklusgesundheit: www.izg-deutschland.de

Danksagung

Wie schon in meinem ersten Buch, aber dieses Mal an allererster Stelle, gilt mein Dank meinem Partner Alexander Flatter, der mich gleichermaßen als Ruhe- und Reibungspol nun schon seit über 13 Jahren begleitet. Danke, dass du immer wieder bereit bist, mit mir in Diskussion zu gehen, mich zu bremsen, mir kostbare Zeit zu schenken und mich mit deiner Cyberintelligenz zu unterstützen. Vom Honorar für dieses Buch kaufe ich mir einen neuen Laptop, der weniger oft abstürzt, und ich mache ab sofort regelmäßig Back-ups. Versprochen, Schatz.

Ein weiterer Dank geht an alle Menschen in meinem Netzwerk aus tollen Mediziner*innen und Mindful Medical Women, die mich mit ihrem Schwarmwissen seit Jahren bereichern, und auch an meine wunderbaren Mitstreiter*innen im Institut für Zyklusgesundheit, in dem ich seit diesem Jahr mitwirke. Die Aussagen in diesem Buch wären nur halb so rund, wenn sich nicht so vielseitige Sichtweisen von klugen Menschen darin widerspiegeln würden. Ein besonderer Dank gilt meinen Gyn-Soul-Sisters: der Gynäkologin und Sexualmedizinerin Dr. med. Miriam Mottl, der Gynäkologin und gynäkologischen Endokrinologin Dr. med. Elena Maria Leineweber, der Gynäkologin und gynäkologischen Endokrinologin Dr. mag. Sara Comploj, der Gynäkologin Dr. med. Natella Obenaus-Goloviants, der NFP-Beraterin Katharina Dinzen. Außerdem danke ich Janine Kosfeld, der coolsten Sexualkundelehrerin Hamburgs, Stella Maria Thielemann von der Ärztlichen Gesellschaft zur Gesundheitsförderung e.V., Astrid Fait und Vincent Maron zur Beratung in Fragen zu Gender und LGTBQAI+ sowie allen Aktivist*innen für eine gleichberechtigte Verhütung, wie Maxime Labrit (Andro-Switch), Jan und den anderen Gründern von RoNikJa, dem Soziologen und Verhütungsforscher Fabian Henning, Nina Schernus von dem Feministischen Frauen Gesundheits Zentrum Berlin sowie allen anderen, die mir ohne mit der Wimper zu zucken nicht nur Rede und Antwort auf alle Verhütungsfragen gestanden haben, sondern mir sogar im inhaltlichen Lektorat eine Hilfe waren. Es erfüllt mich mit Glück und Stolz, so viele wunderbare Menschen zu kennen und während des Schreibens kennengelernt zu haben.

In der Reihe der Special Task Force an Expert*innen und Herzensmenschen möchte ich ganz besonders meine liebe Kollegin Anna Stamm herausheben. Anna ist als Gynäkologin seit vielen Jahren in einer Berliner Praxis in der Verhütungsberatung tätig und hat meine Texte mit ihrer Anwenderinnenexpertise vergoldet. Danke, dass du immer ein offenes Ohr für meine Fragen und Ideen hast. Anna bietet übrigens auch eine privatärztliche Onlineberatung zu den Themen Endometriose, Regel- und Wechseljahresbeschwerden an unter: www.diegynpraxis.de.

Außerdem danke ich meiner guten Freundin, der Grafikdesignerin Marie Pascale Gafinen für die wunderschönen Illustrationen, die sie in stilechten Co-Working-Sessions in unserer Hamburger Lieblings-Galerie Trader (Kunst kombiniert mit dem besten Kaffee der Welt und Kreativatmosphäre) entworfen hat. Ein großer Dank gilt außerdem allen Menschen, die ihre persönlichen, teils schmerzhaften, aber auch sehr motivierenden Geschichten offen und ehrlich für dieses Buch erzählt haben. Die Interviews waren echte Gänsehautmomente für mich und gleichzeitig der Startschuss für eine tolle Datenbank mit Erfahrungsberichten, aus denen Menschen voneinander lernen können.

Danke an mein Projektteam im Herbig Verlag, das bereits an mich und meine Autorinnenfähigkeiten glaubte, als ich selbst noch nichts davon ahnte, und noch bevor mein erstes Buch überhaupt auf dem Markt war, bereits Nummer 2 angefragt hat und sich stetig bemüht, mein Buch raus in die Regale und an die Presse zu bringen: Danke an Ramona Kapp, Nicole Schmeißer, Nicole Janke und Chanel Henkel und allen anderen. *Women support women!* Im selben Atemzug natürlich auch wieder ein riesiges Dankeschön an meine Lektorin Hella Reese, die mir mit ihrem Erfahrungsschatz, ihrer Offenheit und ihrem Feminismus zur Seite stand, flexibel blieb und mich stets beruhigte und motivierte, auch wenn ich zum x-ten Mal die geplante Abgabe gesprengt habe, und die meinen Texten den stilistischen Feinschliff verpasst hat. Du bist die Beste.

Und *last but not least* ein dickes Dankeschön an mich selbst. Obwohl ich wusste, wie zeitintensiv es ist, ein Buch zu schreiben – mein PMS-Buch ist ja gerade mal ein Jahr alt geworden –, und als Gynäkologin und Mutter eigentlich mit mehr als genug Bällen jongliere, habe ich es zeitgleich zu Schwangerschaft und Geburt meines zweiten Kindes gewagt, ein weiteres Buchbaby auf die Welt zu bringen. Das Thema Verhütung ist einfach zu brisant, zu heiß, zu wenig kritisch beleuchtet, als dass ich meine Finger davon hätte lassen können. Ich habe bei meiner Recherche wahnsinnig viel gelernt und bin dabei zu der Verhütungsexpertin geworden, die ich als Frau und Gynäkologin immer sein wollte. Was für mich vor dem Schreiben dieses Buches eher eine Floskel war, ist heute Gewissheit: Jeder Mensch kann eine Verhütung für sich finden, die zur aktuellen Lebensphase passt – sicher, informiert, bedürfnisorientiert und sogar sexy.

Danke, dass du dich auf die Suche machst und dafür dieses Buch gelesen hast. *You rock!*

Quellenverzeichnis

1 https://de.wikipedia.org/wiki/Verh%C3%BCtung (abgerufen am 24.7.2024).

2 European Centre for Disease Prevention and Control: »STI Cases on the Rise across Europe« (7.3.2024): https://www.ecdc.europa.eu/en/news-events/sti-cases-rise-across-europe (abgerufen am 5.8.2024).

3 Gewalt gegen Frauen, eine EU-weite Erhebung. Factsheet: https://fra.europa.eu/de/publication/2014/gewalt-gegen-frauen-eine-eu-weite-erhebung-factsheet (abgerufen am 24.7.2024).

4 Bundesverband Frauenberatungsstellen und Frauennotrufe: »Kampagne ›Vergewaltigung verurteilen‹«: https://www.frauen-gegen-gewalt.de/de/aktionen-themen/kampagnen/vergewaltigung-verurteilen/zahlen-und-fakten-zum-plakat-vergewaltigung-verurteilen.html (abgerufen am 24.7.2024).

5 UNICEF: »Maternal Mortality Declined by 34 per cent between 2000 and 2020«: https://data.unicef.org/topic/maternal-health/maternal-mortality (abgerufen am 24.7.2024).

6 Jütte, Robert: *Lust ohne Last. Geschichte der Empfängnisverhütung von der Antike bis zur Gegenwart.* München: C.H.Beck, 2003: S. 28ff.

7 Jütte, a.a.O., S. 49ff.

8 Jütte, a.a.O., S. 71.

9 Jütte, a.a.O., S. 75.

10 Jütte, a.a.O., S. 82–83.

11 Jütte, a.a.O., S. 71.

12 https://rape-axe.com (abgerufen am 5.8.2024).

13 Jütte, a.a.O., S. 273.

14 Das Erste/*Weltspiegel*: »Indien: Die Sterilisationslotterie«: https://www.daserste.de/information/politik-weltgeschehen/weltspiegel/sendung/ndr/2012/indien-110.html (abgerufen am 24.7.2024).

15 Museum für Verhütung und Schwangerschaftsabbruch: »Der ›vergessene‹ Mensinga ist vor 100 Jahren gestorben: https://muvs.org/de/museum/newsletter/2010-05-10-der-vergessene-mensinga-ist-vor-100-jahren-gestorben (abgerufen am 24.7.2024).

16 Zitiert nach Jütte, a.a.O., S. 251.

17 Kupferspirale.info: »Die Kupferspirale und ihre Geschichte«: https://www.kupferspirale.info/kupferspirale/geschichte-der-kupferspirale (abgerufen am 24.7.2024).

18 Raith-Paula, Elisabeth und Petra Frank-Herrmann: *Natürliche Familienplanung heute. Modernes Zykluswissen für Beratung und Anwendung.* Heidelberg: Springer, 2020: S. 12.

19 https://www.invent.org/inductees/frank-b-colton (abgerufen am 5.8.2024).

20 Jütte, a.a.O., S. 313.

21 Encyclopaedia Britannica https://www.britannica.com/biography/Marie-Stopes (abgerufen am 14.09.2024)

22 Bundeszentrale für politische Bildung: »60 Jahre ›Pille‹«: https://www.bpb.de/kurz-knapp/hintergrund-aktuell/314141/60-jahre-pille (abgerufen am 24.7.2024).

23 ARD alpha: »Seit wann gibt es die Antibabypille?«: https://www.ardalpha.de/wissen/geschichte/kulturgeschichte/verhuetung-pille-antibabypille-schwangerschaft-geschichte-100.html (abgerufen am 24.7.2024).

24 Papst Paul VI.: Enzyklika »Humanae Vitae« vom 25. Juli 1968 über die Geburtenregelung. Luzern/München: Rex Verlag, 1968.

25 Burgard-Arp, Nora: »›20 Euro. Danke. Wiedersehen.‹« auf ZEITCAMPUS: https://www.zeit.de/campus/2018-01/pille-danach-rezeptfrei-apotheke-aufklaerung (abgerufen am 24.7.2024).

26 Interview vom 1.6.2021: https://www.br.de/nachrichten/wissen/welche-verhuetungsmittel-fuer-maenner-und-frauen-gibt-es,Rr1rply (abgerufen am 29.7.2024).

27 Male Contraceptive Initiative: *Interest among U.S. Men for New Male Contraceptive Options. Consumer Research Study*: https://www.malecontraceptive.org/uploads/1/3/1/9/131958006/mci_consumerresearchstudy.pdf (abgerufen am 5.8.2024).

28 AWMF Leitlinie zur nicht-hormonellen Empfängnisverhütung: https://register.awmf.org/assets/guidelines/015-095l_S2k_Nicht-hormonelle-Empfaengnisverhuetung_2024-01.pdf (abgerufen am 26.7.2024).

29 WHO: *A Global Handbook for Providers*. 4. Auflage 2022. An diesen Daten orientiert sich auch die für den DACH-Raum gültige *AWMF-Leitlinie für nicht-hormonelle Empfängnisverhütung*.

30 Website von pro familia (abgerufen am 23.7.2024).

31 Cason, Patty u. a.: *Contraceptive Technology*. 22. Auflage. Burlington/Massachusetts: Jones & Bartlett Learning, 2023.

32 WHO: *Family Planning. A Global Handbook for Providers*, 22. Auflage: S. 302.

33 Döring, Gerd K.: »On the Reliability of Temperature Method for Contraception«. In: *Deutsche Medizinische Wochenschrift* 92 (23) 1967: S. 1055–1061.

34 Trussell, James: »Contraceptive Failure in the United States«. In: *Contraception* 83 (2011): S. 397–404.

35 Bundeszentrale für gesundheitliche Aufklärung (BZgA): »BZgA-Studie: ›Verhütungsverhalten Erwachsener 2023‹ – Repräsentative BZgA-Wiederholungsbefragung« (November 2023): https://www.bzga.de/fileadmin/user_upload/PDF/pressemitteilungen/daten_und_fakten/Infoblatt_BZgA-Studiendaten_Verh%C3%BCtungsverhalten_2023.pdf (abgerufen am 24.7.2024).

36 Farley, T. M., M. J. Rosenberg, P. J. Rowe, J. H. Chen und O. Meirik: »Intrauterine Devices and Pelvic Inflammatory Disease: An International Perspective«. In: *Lancet* 339 (8796) 1992: S. 785–788.

37 Farley, T. M., a.a.O.

38 https://www.spiegel.de/ausland/weibliche-sterilisation-die-weltweit-haeufigste-verhuetungsmethode-a-64c22ad1-7c10-46bb-ac46-76fe93b04cd9 (abgerufen am 13.8.2024).

39 FSRH (Faculty of Sexual and Reproductive Healthcare): *Clinical Guideline: Male and Female Sterilization*, 2014.

40 Deutsche Menopause-Gesellschaft e.V.: »Vorzeitige Wechseljahre: https://www.menopause-gesellschaft.de/themen/vorzeitige-wechseljahre (abgerufen am 24.7.2024).

41 Lenzen-Schulte, Martina: »Vasektomie und Refertilisierung: Wie man(n) sicher verhütet«. In: *Deutsches Ärzteblatt* 29–30 (2023): https://www.aerzteblatt.de/archiv/232788/Vasektomie-und-Refertilisierung-Wie-man(n)-sicher-verhuetet (abgerufen am 24.7.2024).

42 Farley, T. M., a.a.O.

43 Dohle G. R., T. Diemer, Z. Kopa, C. Krausz, A. Giwercman und A. Jungwirth: European Association of Urology Guidelines on Vasectomy. In: *European Urology* 61 (1) 2012: S. 159–163.

44 AWMF Leitlinie zur hormonellen Empfängnisverhütung (Stand: September 2020): https://register.awmf.org/assets/guidelines/015-015l_S3_Hormonelle_Empfaengnisverhuetung_2020-09.pdf (abgerufen am 24.7.2024).

45 AWMF Leitlinie zur hormonellen Empfängnisverhütung, a.a.O. (abgerufen am 24.7.2024).

46 WHO: *Family Planning. A Global Handbook for Providers*, 22. Auflage: S. 2.

47 Vermehrte Ringbrüche bei Vaginalringen: https://www.bfarm.de/SharedDocs/Risikoinformationen/Pharmakovigilanz/DE/RI/2020/RI-ringbrueche_vaginalringe.html

48 Fessler, B.: »Die Zukunft der Kontrazeption ist estrogenfrei«. In: *gynäkologie + geburtshilfe* 26 (2021): S. 60.

49 van Hylckama Vlieg, A., F. M. Helmerhorst und F. R. Rosendaal: »The Risk of Deep Venous Thrombosis Associated with Injectable Depot-Medroxyprogesterone Acetate Contraceptives or a Levonorgestrel Intrauterine Device«. In: *Arteriosclerosis, Thrombosis, and Vascular Biology* 30 Nr. 11 (2010): S. 2297–2300.

50 Fachinformation ellaOne® 30 mg Filmtablette, Stand: 08/2018.

51 Marquart, Felix: Die sanfte thermische Hodenerwärmung als Verhütungsmethode für Männer – eine qualitative Untersuchung zu Erfahrung und Einstellung Praktizierender. Bachelorarbeit im Studiengang Soziale Arbeit an der Hochschule Merseburg, 2021. https://opendata.uni-halle.de/bitstream/

1981185920/83326/1/MarquartFelix_Die%20sanfte%20thermische%20 Hodenerw%C3%A4rmung%20als%20Verh%C3%BCtungsmethode%20 f%C3%BCr%20M%C3%A4nner.pdf (abgerufen am 14.8.2024).

52 Thiriet, Maurice: »Hodenbaden – eine Retrospektive« auf *20minuten.ch* vom 5.11.2007: https://www.20min.ch/story/hodenbaden-eine-retrospektive-161205538865 (abgerufen am 13.8.2024).

53 https://betterbirthcontrol.org/procreation (abgerufen am 5.8.2024).

54 https://www.jemaya-innovations.com (abgerufen am 5.8.2024).

55 COSO: The New Way of Male Contraception: https://www.coso-contraception.de (abgerufen am 24.7.2024).

56 *pro familia magazin* Nr. 4/2021, S. 14–15.

57 Lohiya, N. K., I. Alam, M. Hussain, S. R. Khan und A. S. Ansari: »RISUG: An Intravasal Injectable Male Contraceptive«. In: *Indian Journal of Medical Research* 140 (2014) Suppl. 1: S. 63-72 sowie: Khilwani, Barkha, Ayesha Badar, Abdul S. Ansari und Nirmal K. Lohiya: »RISUG® as a Male Contraceptive: Journey from Bench to Bedside«. In: *Basic and Clinical Andrology*: 30 (2020) 2.

58 Contraline: »What if male contraception gave you peace of mind?«: https://www.contraline.com/product (abgerufen am 24.7.2024).

59 PES Innovation AG: »Die Revolution der Verhütung«: https://bimek.com/?lang=de (abgerufen am 24.7.2024).

60 Klinische Studie (Phase I): bei Clinicaltrials.gov der NIH: https://www.hra.nhs.uk/planning-and-improving-research/application-summaries/research-summaries/first-in-man-study-to-evaluate-single-ascending-doses-of-oral-yct-529-qsc300528 (abgerufen am 24.7.2024).

61 Wang, Christina et al: »Practice and Development of Male Contraception: European Academy of Andrology and American Society of Andrology Guidelines«. In: *Andrology*, September 2023. https://onlinelibrary.wiley.com/doi/abs/10.1111/andr.13525 (abgerufen am 24.7.2024).

62 »Kontrazeption: Woran die Hormonspritze für den Mann (vorerst) gescheitert ist«. In: *Deutsches Ärzteblatt*, 31.10.2016. https://www.aerzteblatt.de/nachrichten/71174/Kontrazeption-Woran-die-Hormonspritze-fuer-den-Mann-(vorerst)-gescheitert-ist (abgerufen am 24.7.2024).

63 »Verhütung für den Mann – Welche Methoden gibt es? In: *Impact*. Sendung vom 9.2.2022 im SRF. https://www.youtube.com/watch?v=nr-gMMJ-DNg (abgerufen am 24.7.2024).

64 »Study of Daily Application of Nestorone® (NES) and Testosterone (T) Combination Gel for Male« https://clinicaltrials.gov/study/NCT03452111?cond=Male%20Contraception&rank=3 (abgerufen am 24.7.2024).

65 Museum für Verhütung und Schwangerschaftsabbruch: »Baumwolle/Gos-

sypol«: https://muvs.org/de/verhuetung/vergebliche-versuche/baumwolle-gossypol-id1735 (abgerufen am 24.7.2024).

66 American Chemical Society: »A Non-Hormonal Pill Could Soon Expand Men's Birth Control Options«. 23.3.2022, (abgerufen am 24.7.2024) sowie: Klinische Studie (Phase I): *First in Human Study Evaluating Single Ascending Oral Doses of YCT-529 in Healthy Males* bei Clinicaltrials.gov der NIH: https://www.clinicaltrials.gov/study/NCT06094283 (abgerufen am 24.7.2024).

67 Schaubild Statista: »Umsatz mit Verhütungsmitteln in Deutschland 2009«: https://de.statista.com/statistik/daten/studie/170762/umfrage/umsatz-mit-verhuetungsmitteln (abgerufen am 24.7.2024).

68 https://www.fortunebusinessinsights.com/de/industrie-berichte/markt-f-r-verh-tungsmittel-100063 (abgerufen am 5.8.2024).

69 pro familia: »Recht auf Verhütungsmittel«: https://www.profamilia.de/fuer-jugendliche/rechte-und-sexualitaet/recht-auf-verhuetungsmittel (abgerufen am 24.7.2024).

70 Bundeszentrale für gesundheitliche Aufklärung (BZgA): »Erste Ergebnisse der neuen Befragungswelle BZgA-Studie ›Jugendsexualität‹« (3.12.2020): https://www.bzga.de/presse/pressemitteilungen/2020-12-03-erste-ergebnisse-der-neuen-befragungswelle-bzga-studie-jugendsexualitaet (abgerufen am 24.7.2024).

71 Bundeszentrale für gesundheitliche Aufklärung (BZgA): »Erste Ergebnisse der neuen Befragungswelle BZgA-Studie ›Jugendsexualität‹« (3.12.2020): https://www.bzga.de/presse/pressemitteilungen/2020-12-03-erste-ergebnisse-der-neuen-befragungswelle-bzga-studie-jugendsexualitaet (abgerufen am 24.7.2024).

72 AWMF Leitlinie zur hormonellen Empfängnisverhütung (a.a.O. (abgerufen am 24.7.2024).

73 Goshtasebi, Azita, Tatjana Subotic Brajic, Delia Scholes, Tamara Beres Lederer Goldberg, Abbey Berenson und Jerilynn C. Prior: »Adolescent Use of Combined Hormonal Contraception and Peak Bone Mineral Density Accrual: A Meta-Analysis of International Prospective Controlled Studies«. In: *Clinical Endocrinology* 90(4)2019: S. 517–524.

74 Böttcher, Bettina und Sabine Segerer: »Hormonelle Kontrazeptiva bei Adoleszentinnen«. In: *Die Gynäkologie* 56 (23.08.2023): S. 607–613. https://link.springer.com/article/10.1007/s00129-023-05127-4 (abgerufen am 24.7.2024).

75 Jatlaoui, Tara C., Halley E. M. Riley und Kathryn M. Curtis KM: »The Safety of Intrauterine Devices Among Young Women: A Systematic Review«. In: *Contraception* 95 (1) 2017: S. 17–39.

76 Dorn, Almut, Anneliese Schwenkhagen und Anke Rohde: *PMDS als Herausforderung: Die Prämenstruelle Dysphorische Störung als schwerste Form des PMS.* 2. Auflage. Stuttgart: Kohlhammer, 2023.

77 Bundeszentrale für gesundheitliche Aufklärung (BZgA): »Erste Ergebnisse der neuen Befragungswelle BZgA-Studie ›Jugendsexualität‹« (3.12.2020): https://www.bzga.de/presse/pressemitteilungen/2020-12-03-erste-ergebnisse-der-neuen-befragungswelle-bzga-studie-jugendsexualitaet (abgerufen am 24.7.2024).

78 apotheken.de: Häufige Probleme der Jugendgynäkologie: https://www.apotheken.de/krankheiten/hintergrundwissen/5710-haeufige-probleme-der-jugendgynaekologie (abgerufen am 30.08.2024)

79 International Lactation Consultant Association (ILCA): *Klinische Leitlinien zur Etablierung des ausschließlichen Stillens.* 2005: https://www.bdl-stillen.de/wp-content/uploads/2020/11/ILCA-Leitlinien-2005.pdf (abgerufen am 24.7.2024).

80 https://www.menopause-gesellschaft.de (abgerufen am 6.8.2024).

81 IKK classic: »Schwangerschaft über 40: Risiken, Chancen und Tipps« – Interview mit Dr. Mandy Mangler: https://www.ikk-classic.de/gesund-machen/familie/schwangerschaft-ueber-40 (abgerufen am 6.8.2024).

82 AWMF Leitlinie zur hormonellen Empfängnisverhütung, a.a.O. (abgerufen am 24.7.2024).

83 Wagner, Mirjam: Mein PMS und ich. Vor den Tagen endlich wohlfühlen. Stuttgart: Herbig, 2023: S. 36.

84 Wagner, a.a.O., S. 39.

85 Wagner, a.a.O., S. 40.

86 https://www.endometriose-vereinigung.de/diagnose (abgerufen am 6.8.2024).

87 https://gesund.bund.de/polyzystisches-ovarialsyndrom#haeufigkeit (abgerufen am 6.8.2024).

88 Hoeger, Kathleen M., Anuja Dokras und Terhi Piltonen: »Update on PCOS: Consequences, Challenges, and Guiding Treatment.« In: *The Journal of Clinical Endocrinology and Metabolism* 106 (3) 2021: S. 1071–1083.

89 Hoeger, Kathleen M., a.a.O., S. 1071–1083.

90 www.bfarm.de/SharedDocs/Risikoinformationen/Pharmakovigilanz/DE/RV_STP/a-f/dienogest-ethinylestradiol.html (abgerufen am 13.8.2024).

91 Nordio, M., S. Basciani und E. Camajani: »The 40:1 myo-inositol/D-chiro-inositol plasma ratio is able to restore ovulation in PCOS patients: comparison with other ratios« in: *European Review for Medical and Pharmacological Sciences* 23 (12) 2009: S. 5512-5521.

92 Bundesministerium für Arbeit und Soziales: Behindertenrechtskonvention: https://www.bmas.de/DE/Soziales/Teilhabe-und-Inklusion/Politik-fuer-Menschen-mit-Behinderungen/Behindertenrechtskonvention-der-Vereinten-Nationen/behindertenrechtskonvention-der-vereinten-nationen.html (abgerufen am 24.7.2024).

93 AWMF Leitlinie zur hormonellen Empfängnisverhütung, a.a.O. (abgerufen am 24.7.2024).

94 AWMF Leitlinie zur hormonellen Empfängnisverhütung, a.a.O. (abgerufen am 24.7.2024).

95 AWMF Leitlinie zur hormonellen Empfängnisverhütung, a.a.O. (abgerufen am 24.7.2024).

96 Dinger, Jürgen, Sabine Möhner und Klaas Heinemann: »Cardiovascular Risks Associated with the Use of Drospirenone-containing Combined Oral Contraceptives«. In: *Contraception* 93 (5) 2016: S. 378–385.

97 Gallo, Maria F. et al.: »Combination Contraceptives: Effects on Weight«. In: *Cochrane Database of Systematic Reviews* 2014: https://pubmed.ncbi.nlm.nih.gov/24477630 (abgerufen am 24.7.2024).

98 Bundesinstitut für Arzneimittel und Medizinprodukte: »Venöse Thromboembolien und kombinierte hormonale Kontrazeptiva«. In: Rote-Hand-Brief vom 23.2.2014: https://www.bfarm.de/DE/Arzneimittel/Pharmakovigilanz/Themendossiers/Kombinierte-hormonale-Kontrazeptiva/KOK.html (abgerufen am 7.8.2024).

99 AWMF Leitlinie zur hormonellen Empfängnisverhütung, a.a.O. (abgerufen am 24.7.2024).

100 Krug, Marianne: »Steroidhormone und Schilddrüse«. In: *Erfahrungsheilkunde* 69 (06) 2020: S. 315–319.